脑 联 网

脑机接口构建的人类未来

陈 根 著

電子工業出版社·

Publishing House of Electronics Industry

北京·**BEIJING**

内 容 简 介

脑机接口作为人类面向未来的创新科技而备受关注。本书深入探讨了脑机接口技术的现状、应用前景及全球竞争态势；展望了脑机接口的无限可能，包括在智能交互、教育、游戏和军事等领域的创新应用；分析了脑机接口产业的热潮、产业链构成及投资情况，并介绍了多家领先企业的脑机接口解决方案。同时，本书还介绍了脑机接口领域的学术争议，以及各国在脑机接口研发方面的布局。

本书用通俗易懂的语言展示了脑机接口行业现状和技术细节，有助于读者了解脑机接口技术的最新进展和未来趋势。本书的适读对象广泛，涵盖科技、医疗、教育、军事、行政等多个领域的专业人员，以及对脑机接口技术感兴趣的普通读者。

图书在版编目（CIP）数据

脑联网：脑机接口构建的人类未来 / 陈根著.

北京 ：电子工业出版社，2025. 1. -- ISBN 978-7-121

-49613-4

Ⅰ. R338.2；R318.04

中国国家版本馆 CIP 数据核字第 20258CF367 号

责任编辑：秦　聪　文字编辑：杜　皎

印　　刷：三河市华成印务有限公司

装　　订：三河市华成印务有限公司

出版发行：电子工业出版社

　　　　　北京市海淀区万寿路 173 信箱　　邮编：100036

开　　本：720×1 000　1/16　印张：16　　字数：256 千字

版　　次：2025 年 1 月第 1 版

印　　次：2025 年 1 月第 1 次印刷

定　　价：79.00 元

凡所购买电子工业出版社图书有缺损问题，请向购买书店调换。若书店售缺，请与本社发行部联系，联系及邮购电话：(010) 88254888，88258888。

质量投诉请发邮件至 zlts@phei.com.cn，盗版侵权举报请发邮件至 dbqq@phei.com.cn。

本书咨询联系方式：qincong@phei.com.cn。

前言

过去三十年，人类文明经历了狂飙突进的信息革命——互联网、智能手机、人工智能，让世界变得更加紧密，社会智能化程度不断提高。如今，手机早已不是工具，而是长在我们掌心的"数字器官"；云端算法不止储存记忆，更在重塑思维结构。但若此刻告诉你：十年后，你无须低头戳划玻璃屏幕；只要有一个念头，信息就能自动呈现在你的大脑中。你相信吗？

尽管具有浓重的科幻色彩，但这确实是我们的未来，而引起这一巨变的核心就是脑机接口技术（brain-computer interface, BCI），它能让大脑与计算机直接相连。

脑机接口的技术演进史可溯源至对大脑结构的研究。从最早对神经元放电的观测，到科学家尝试解码大脑信号，再到如今的侵入式、非侵入式和介入式脑机接口并行发展，短短数十年间，人类对大脑的理解已经发生了翻天覆地的变化。过去，我们只能通过语言、文字和电子设备来沟通，而现在，脑机接口技术让思想的传输变得直接而高效。这不仅仅是一次技术升级，更是一次关于人类智能和意识形态的深刻变革。

目前，脑机接口在医学领域取得了突破性进展，它帮助因疾病或意外失去行动能力的人重新掌控生活。人工耳蜗帮助听障人士重获听力，通过意念控制的机械假肢让瘫痪患者恢复肢体活动，甚至语言功能的重建也在研究中取得进展。更值得关注的是，这项技术正从医疗领域走向更广阔的应用天地——在教育中实现高效学习，在娱乐中创造全新体验，在特殊作业中提升操作精度，乃至探索人类认知能力的延伸。这些突破不仅改变了技术本身，更在重塑人与世界互动的方式。

脑机接口的起点虽然是修复，但它的终点却远超于此——当技术趋于成熟时，它不仅能修复人体受损的功能，还能增强健康人的能力，甚至突破人类大脑的极限。想象一下，通过脑机接口，你能直接用脑电信号操控智能设备，不再需要键盘、鼠标或触摸屏，你的思维可以无缝连接互联网，搜索信息的方式将彻底改变。你不再需要输入关键词，搜索结果将在你思考的瞬间涌现，甚至是更精准、更符合你需求的答案。未来的学习将不再依赖于传统的书本和课堂，而是通过直接的"知识下载"来获取信息。你可以在几秒钟内掌握一门外语，无须背诵单词和语法规则。你可以像下载软件一样获取专业技能，无须漫长的训练和实践。

这不仅是技术革命，更是人类自我升级的新篇章。当生物进化与智能增强技术交汇，人类智能将实现前所未有的增强。如果说，过去几千年的知识积累决定了人类社会的进步速度，那么脑机接口将实现人类智慧的瞬时共享，科学研究的效率将指数级提升。

更令人神往的是，当"脑联网"技术突破语言桎梏，思想交流将实现无损传输。全球智慧可能连成动态的"思维云网"，每个个体既是信息的贡献者，也是知识的接受者。这样的超级智能组织将比任何团队协作更高效，不同领域的专家可以直接在脑机网络中进行"思想协作"，极大缩短创新周期。无论是新药研发、材料科学还是太空探索，脑机接口都将成为推动科技爆炸式发展的核心引擎。

当然，脑机接口带来的变革也必然伴随着挑战。隐私和安全首当其冲——当大脑能够直接访问互联网，互联网是否也能反向侵入大脑？我们的记忆可能被篡改吗？思想会被操控吗？伦理争议同样尖锐：若记忆可被移植，谁来界定哪些记忆允许共享，哪些记忆必须加密？当人类大脑与人工智能深度融合，人类是否仍是传统意义的"人"？抑或会演化成全新的智能形态？这些问题，关乎未来每一个人的生存方式。

尽管挑战重重，但技术演进的浪潮从未因质疑停歇。从火的驯化、电的发明，到互联网的普及，每次技术革命都伴随社会剧变，同时也会引发新的矛盾和问题，但我们最终都找到了应对之道。脑机接口也是如此，它将彻底改变我们的自我认知、重构人机交互，甚至重新定义"思维""个体"与"人类"。

未来已经在路上。在商业领域，Neuralink、Synchron、BrainCo 等公司正在加速技术落地。全球科技巨头纷纷布局——所有人都意识到：脑机接口的掌控者将定义下一个时代。

或许有一天，我们将不再依赖手机、键盘、屏幕，当思维本身成为强大的计算工具，当感知突破生物器官的物理限制，当记忆可被存储、共享甚至编辑重构，我们不仅能体验从未存在的虚拟世界，更可能在连接全球的"脑联网"中，推动人类文明向更高维度跃迁。

这本书，就将带你一窥这个即将到来的时代。从脑机接口技术的现状，到它在智能交互、教育、游戏和军事等领域的应用，再到产业热潮及发展态势,本书将带你深入探索这一技术的前沿,展望我们的未来。

"脑联网"不仅仅是一场科技革命，更是一场关于人类自身的革命。我们正站在未来的门槛上，迈向一个全新的未知时代。

目录

第3章
脑机接口的无限可能

第4章

脑机接口掘金路

第 5 章

抢占脑机接口高地

第 6 章

从记忆移植到大脑增强

第7章

超越想象的脑联网

引言

2035 年，上海。

低头看病历的李明抬起了头，这是今天第十三位就诊的患者。

根据医院人工智能导诊系统的病历，第十三位患者今年 30 岁，名叫杨佳，因一种罕见的遗传性视神经疾病失去了视力。

杨佳穿着一身黄色连衣裙，裙摆下露出的脚踝很纤细，脚上却穿着和裙装很不搭配的白色球鞋，只不过那并不是她的鞋子，而是由机器人护士准备的鞋子。虽然她穿来这里的包子鞋的后跟很低，在安全性上并没有问题，但在真正治疗时，按规定都要换上球鞋。

李明巡视着诊疗室，二十米见方的空间内堆放着纸箱和用泡沫塑料做的圆柱，物品配置没有规则，有些地方的间隔特别狭窄。

杨佳在机器人护士的帮助下，来到了起点。她手上并没有拿视障者平时使用的手杖，这是为了预防她在移动时了解不必要的信息，进而影响测试结果。对视障者来说，手杖就像他们的眼睛，她的内心必定为此感到不安。

"准备好了吗？"李明问杨佳。

"准备好了。"她小声回答。

很快，李明为杨佳安装了最新的脑机接口设备，设备只有一粒纽扣大小，很薄，需要用助推器打进头皮，最终嵌在头皮上。李明将杨佳的头发散下来，能看到触点前端发出淡蓝色的光，设备终端连接在计算机上，杨佳的脑波如海浪线一样起起伏伏。脑机接口设备随着助推器被打进头皮时，杨佳并没有感受到太多痛感，只是一瞬间有一点酥麻。

"现在让我们试试效果，开始吧，绕过这几个障碍点。"李明说完，离开了杨佳。李明再一次打开了手上的病历。病历显示杨佳在附近的一家医疗机构工作，每天早上八点搭地铁通勤，李明知道这家医疗机构，里面销售许多脑机接口设备。这几年，人们对脑机接口设备已经习以为常，脑机接口设备用信号连接大脑，大幅改善人类生活，越来越成为各个医疗器械厂商的主力产品。

李明记得，脑机接口风潮最早出现在康复领域。脑机接口设备可以用在任何人身上，而支持残疾人的设备能够最清楚地呈现效果，所以资本大量涌入，产品迭代加速，虽然伦理审查过程充满波折，但一切都还算顺利。

医院每个月都会举行一次脑机接口开发会议，每次都会报告脑机接口技术（以下简称"脑机接口"）的进展。隔壁科室上周报告了一个病例：一位 47 岁的男子，因车祸导致颈椎损伤，四肢麻痹，脖子以上只有一小部分能够自由活动，而大脑本身并无异状。人想要动手时大脑神经元会发出微弱的信号，参加会诊的杨主任提出借由脑机接口设备将大脑发出的信号传递到脊髓，让这位男子能够活动自己的手脚。三年前，技术还没有这么成熟，大脑或颈椎损伤导致身体不遂的患者最多通过脑机接口活动机械手臂或辅助机械。杨主任认为，任何人都不想通过机械，而是想要用自己的手吃饭，用自己的脚走路。

真是很出色的想法，也是很成功的案例，李明心想。

李明回过神来，发现杨佳已经接近了第一个难关，纸箱挡住了她的去路。她在纸箱前面停了下来。光是做到这一点，就不是一件容易的事。虽然眼睛看不到，但即使不用手杖触碰，她也可以察觉到前方有障碍物。关键就在于刚刚打进她头皮的脑机接口设备，计算机用特殊的电力信号处理眼睛感受到的影像，通过电极，刺激杨佳的大脑。虽然她无法直接看到影像，却可以在一片白雾之中感受到前边出现了某些东西。对视障人士来说，这是非常重要的信息。

杨佳再度迈开脚步，小心谨慎地走过纸箱右侧。虽然花了相当长的时间，但她已经能够接二连三地躲过纸箱和被当作电线杆的筒状物，走在弯弯曲曲的通道上。她在即将到达终点时停下了脚步。她的前方有三个足球斜向排列，彼此的间隔并不狭窄。

杨佳在那里停了片刻，最终摇了摇头："没办法分辨。"

李明走向她，取下了她头皮上的脑机接口设备："感觉怎么样？"

杨佳说："还不错，能感觉到障碍，隐约看到三个足球，但很模糊。"

"嗯，这只是一次测试，今天试用的不是最先进的设备，后面我们用精度更高的脑机接口设备，能够看到更清晰的画面，但可能要做一个手术，把设备植入头皮。可以吗？"

"当然可以，我想看得更清楚一点。"

"会的，已经有很多人做到了。"

上面讲的并非现实，却极有可能在十年后成为现实。当前，脑机接口设备尚未在医疗领域广泛应用，也尚未成为一种成熟的医疗器械获得审批。马斯克的脑机接口公司在 2023 年才被批准进行人体试验。但是，谁也不能否认，脑机接口已经展现出了不可忽视的潜力和影响。脑机接口的治愈功能几乎是无限的，这种超越边界的可能让今天的我们充满了期待。

　　让我们就从这本书开始，正式了解一下充满无限可能的脑机接口。

第 1 章

脑机时代已经来临

1.1 "黑客帝国"在今天

20 多年前，科幻电影史上诞生了一部具有划时代意义的影片——《黑客帝国》。20 多年后的今天，《黑客帝国》仍然是科幻电影史上无法撼动的里程碑。

《黑客帝国》讲述了一个宏大的文明寓言，堪称一部人类文明与机器文明的进化史，也构建了波澜壮阔的赛博朋克世界观。

在黑客帝国这个由机器支配的虚拟现实世界中，人类被奴役和束缚，生活在机器人制造的矩阵（Matrix）虚拟世界中，机器人从人体获取所需的生物能源。但是，生活在虚拟世界中的人类丝毫没有意识到自己所在的世界是虚拟的，直到主角尼奥（Neo）出现。尼奥借助脑机接口，突破了机器人的统治，展开了一场激烈的斗争。

从技术层面来看，《黑客帝国》之所以是科幻电影史诗般的存在，正是因为在几十年前，它就大胆畅想了一个由脑机接口、人工智能等前沿技术构建的虚拟与现实结合的哲学世界。《黑客帝国》的实现基于一个基本的技术前提，那就是人类具备真正意义上的脑机接口，可以将自己的意识和记忆与虚拟的数字世界紧紧相连。在脑后插入一根线缆，我们就能够畅游计算机世界，只需一个意念就能够改变"现实"。我们学习知识不再需要通过书本、视频等媒介，也不需要花费大量时间，只需直接将知识传输到大脑当中即可。

当然，不仅《黑客帝国》，许多经典科幻作品都设想了脑机接口的强大功能。在电影《攻壳机动队》和《阿丽塔：战斗天使》中，主角只有大脑保存完好，但可以通过脑机接口连接外骨骼和机械身体，并在脑机接口的加持下，进行激烈的战斗。在威廉·吉布森的短篇小说《冬季市场》中，主角患有先天性残疾，只能依靠脑机接口控制外骨骼活动。为了摆脱羸弱的肉体，她最终将意识转译成计算机程序，获得了永生。

今天，这些科幻作品里关于脑机接口的天马行空的幻想正在成为现实。21 世纪的人类将会在前沿技术的推动下，进入一个科幻世界。换句话说，我们曾经在科幻电影、科幻文学中看到的一些科幻场景，将在这个世纪逐步实现，人类将走入科幻时代。很显然，脑机接口是所有前沿技术中最具有科幻性的技术，其引发的人类与科技之间的伦理争议也是最大的。关于脑机接口带来的挑战与科技伦理问题，本书的最后一章将进行探讨。

其实，很多人都留意过脑机接口，只是不知道这种技术叫脑机接口。例如，伟大的物理学家霍金，很多人对他或多或少有所了解。霍金是一个相对严重的肢体瘫痪患者，通过轮椅实现与外界的一些沟通与互动。霍金的轮椅就使用了脑机接口，将霍金的大脑意识转换成文字呈现在屏幕上。

脑机接口目前受到广泛关注，主要是由于其在医疗领域的一些超级能力。例如，2019 年翠贝卡电影节首映的大型科学纪录片《我是人类》，正是聚焦科技界热门的脑机接口。影片记录了三位残疾患者，接受脑机接口治疗的真实案例。他们的头骨被植入电极，希望恢复失去的东西——运动、视力、对身体的控制——重新获得某种自由。

脑联网：脑机接口构建的人类未来

　　第一位患者是美国人比尔。一个下雨天，比尔正在骑自行车，前面的邮车突然停下，他狠狠地撞了上去，撞击使他的胸部以下瘫痪，只有脖子和脑袋还有知觉。他的自主性仅停留在用语音控制百叶窗，需要二十四小时照料。虽然比尔可以正常说话，但丧失了行动和生活自理能力。在出车祸之前，他是一位蓝领工人，有一个恩爱的妻子和一个聪明可爱的儿子，一家三口过着不算富裕却幸福无忧的生活。然而，车祸摧毁了这个家庭，用比尔自己的话来说，"一切都变了"，他对生活已经不抱任何希望。

　　第二位患者是加拿大人史蒂芬，他在人到中年时才发现自己的身体有某种不同寻常的先天缺陷，患上了反常失明。史蒂芬的眼睛感知的不是黑色，而是纯白，他形容自己不管看什么，都像看空白的书页一样。史蒂芬失明后，搬到姐姐家居住，一开始因为烦躁，经常跟姐姐吵架，直到几年后才慢慢适应。但是，他也因此变得自闭，不愿与外人交流。姐姐想带他出去散步、跟亲戚朋友聊天，都会被他毫不犹豫地拒绝，他的内心根本不对复明抱有希望。

　　第三位患者是同样来自加拿大的安妮。安妮原本是一位绘画艺术家，经常到医院做义工，但步入老年后渐渐显露出患帕金森病的症状。患病后，安妮的行动变得迟缓，反应大不如前，走路需要扶手，面部表情变得僵硬，很难与人谈话交流。随着病情加重，安妮不得不停止了艺术创作和慈善工作。因为疾病，安妮倍感焦虑，担心自己成为家人的负担。但是，与比尔和史蒂芬不同的是，她仍然对生活充满信心，想通过积极治疗重拾画笔。

　　这三位情况各不相同的患者，却有一个共同点：他们的大脑失去了对身体的控制。要知道，大脑是人类最复杂也最难理解的器官，大脑里一个小小的神经板块出现"故障"，就可能导致一个人失明、耳聋或不能动弹。于是，针对比尔、史蒂芬和安妮的不同情况，科学家给出了不同的脑机接口治疗方案。

对于高位截瘫的比尔，科学家真的就像《黑客帝国》里那样在他的头顶钻孔，将他的大脑用高精密和高灵敏度的电子探针连接到计算机上。科学家用计算机调整探测区域和电流大小，测试比尔在脑部电流刺激下掌控四肢运动的情况。

对于因先天缺陷导致失明的史蒂芬，科学家直接在其眼球内植入可以传输信号的电子芯片，再用可视化的计算机系统，把各种颜色的图片通过光信号传入史蒂芬的大脑。

身患帕金森病的安妮，全身肌肉萎缩，科学家除了在安妮的大脑植入探测芯片，还在她的胸腔植入辅助芯片，再通过电流刺激，来增强她的大脑和全身肌肉的活力。

光是这些精细繁复的植入手术，就让人心惊肉跳，也让我们对脑机接口治疗的实际效果充满期待。不过，对三人的第一次试验测试都以失败告终。此后，又经过大量的调整和系统改进，对三人的治疗才终于有了一些可喜的结果。

最令人振奋的是比尔，在接受治疗以前，比尔需要辅助进食和运动，新植入的脑机接口恢复了他的大脑和身体神经之间被切断的连接。为了重新训练大脑，比尔观看手臂动画，想象自己在移动手臂。科学家构建算法，为比尔的运动意图编码，然后将编码发送到植入他手臂的电极上，最终让比尔控制自己的肌肉。

史蒂芬在治疗半年后，恢复了部分视力。在一次测试中，他看到了姐姐的身影，激动得当场落泪。现在，他戴着特制眼镜，已经能够看到物体的大致模样。他也因此变得开朗起来，经常陪姐姐逛街和散步。对于未来有一天能够完全复明，他充满了信心。

之前走路都要摔倒的安妮，在大脑植入芯片后，不仅逐渐恢复行动能力，还获得了控制表情和语言交流的能力。这让她重新拿起了画笔，并再次享受到天伦之乐。

对此，导演塔琳·萨瑟恩说："这部纪录片让我们第一次深刻意识到，现实中的脑机接口与我们看到的科幻小说一样引人注目。"据影片介绍，世界上已有数万人的大脑植入了脑机接口设备。根据行业估计，到 2029 年，脑机接口侵入式应用技术的使用人数预计将达到几百万。

这部纪录片展现出的脑机接口治疗场景，具有颠覆性，对观众的震撼程度不亚于科幻惊悚片。虽然影片讲的是偏向概念性的初步研究方向，但通过三个真实的案例，让我们看到了脑机接口在未来的广阔应用前景。无论我们接受与否，当今世界的主流科研领域都在不可阻挡地朝着脑机接口、人工智能的大潮迈进。

谁也不会想到，20 年前只是大胆设想的"黑客帝国"，在今天居然成为现实。脑机时代，真的来了。

1.2　认识脑机接口

1.2.1　从语言交流到脑机接口

语言是人类大脑高级认知活动的产物，正如纽约大学心理学和神经科学教授大卫·珀佩尔在《科学》杂志子刊《科学进展》上的论文所说，"语言就是声波如何把信息塞入你的脑子"。

当我们听人讲话的时候，耳朵将声波转化为神经信号，这些信号会被不同的大脑区域处理和翻译，最先处理的大脑区域是听觉皮层。多年的神经生理学研究结果显示，听觉皮层的脑电波会对应声波强弱变化的频率，将听觉信号分节并锁定。也就是说，脑电波像冲浪者般在声波里起伏，大脑很可能通过声波的强弱变化来区分音节、辨识语义，从而将长串的语言信息分节装载，转化为便于处理的小块信息。

然而，人类语言的形成并不是一蹴而就的，而是经历了漫长的演化过程。从神经肽、神经元到神经网，从神经节到几个神经节融合在一起形成脑，再到原始大脑形成；从掌管身体器官并且内部精细分工的爬行脑出现，到能够处理爱、愤怒和恐惧等复杂情感的边缘系统出现，再到能够理性思考的新皮层出现；可以说，神经系统经历了从无到有、从简单到复杂、从低级到高级的发展过程。

人类大脑的新皮层擅长思考，尤其擅长抽象，并能对事物的本质属性进行归纳和演绎。接下来，就在大约 10 万年前，人类掌握了一个具有突破性的工具，就是用一种特定的抽象声音来指代某个具体事物。

例如，"石头"这个词的发音并不是石头本身，而是通过发音来指代石头这个物体的代表符号。就这样，原始的语言诞生了。很快，世界上各种各样的事物都有了相应的名称。到了公元前 5 万年，人类已经能够完整使用复杂的语言进行交流。从此，语言不仅能把人类大脑中各种奇妙的想法转换成一系列声音符号，还能通过空气振动将它们传递到其他人的大脑中，并能让其他人理解。

人类语言的出现，不仅给世界上的万事万物都打上了符号标签，还具有一个极其重要的功能，就是让人们能够学习自己没有亲身经历过的事情，并以此形成间接经验。由此，人类种族的生存能力大大提升。

正是通过语言学习，经验与智慧一代代传承，不断被累积到部落知识库中，而后代可以在祖先的智慧上继续探索。就这样，语言赋予部落强大的集体智慧，每个人同时能从集体智慧中获益。随着知识不断积累，生产力不断提升，劳动生产率逐步提高，人类进入城市时代。

随着人类文明的演化，大量知识储备为工业革命创造了条件，科技也在不断更新。现在，我们已然进入信息技术高速发展的时代，而人工智能技术的不断突破使我们发现自己在学习能力方面越来越不及人工智能，无法从海量的知识中快速获取知识。

而这种缺陷正是曾经为人类文明做出杰出贡献的语言造成的，因为人类的语言天生就有两方面的缺陷：一是精度低，二是效率低。

　　从语言精度的角度来看，可以说，无论哪一种人类语言，其精度都是相当低的。语言的社会性和模糊性导致人和人之间很多时候的沟通准确性是很低的，人们因此会耗费大量的时间在沟通上。在人与人沟通的过程中，信息被大量损耗。从语言效率的角度来看，我们无法像计算机一样快速将客观信息输入大脑，在靠语言和文字进行传播的时候，信息传播速度确实非常慢。

　　当我们进入全新的数字时代时，人类的弱点和局限性就开始被放大了。时代的车轮滚滚向前，历史发展的内在需求推动技术进步与发展，终于迎来了脑机接口的登场。

1.2.2　什么是脑机接口

　　顾名思义，脑机接口（brain computer interface，BCI）就是连接大脑与计算机之间的信息系统，可以让大脑直接和计算机沟通。脑机接口的信息传递是双向的，既能从大脑传递信息给计算机，进而操控与之连接的外部设备，也能从计算机传递信息给大脑，用电信号刺激脑神经。

　　具体来看，我们可以把脑机接口分为三部分：脑、机和接口。其中，脑就是人类或者任何有机生命形式的大脑或神经系统，而并非仅是"抽象的心智"；机就是指任何处理或计算设备，其形式可以从简单电路、硅芯片到任何外部设备；接口就是用于信息交换的中介物。因此，脑机接口=脑+机+接口。

　　简单地说，脑机接口让机器直接读取大脑信号，与外界设备进行互动。这种信息通信系统不依赖周围神经和肌肉组成的传统输出通路，不同设备可以采集大脑活动产生的电场、磁场或血红蛋白氧合等参数，将其发送给计算机进行解读。从本质上来说，脑机接口就是一种全新的信息沟通与交互方式，这种交互方式不仅克服了传统语言沟通的弱点，还能将人们脑海中一闪而过的一些想法捕捉并记录下来，具有前所未有的精度和效率。基于脑机接口这种交互方式，我们还可以实现基于大脑神经控制系统对一些疾病的治疗。

1.3 脑机接口的 100 年

脑机接口近年来才成为前沿科技研究的热点技术，但对脑机接口研究的历史其实漫长得多，而且复杂得多。作为一种不依赖周围神经和肌肉正常传出路径的通信控制系统，脑机接口可以采集并分析大脑生物电信号，在计算机等电子设备与大脑之间构建交流与控制的直接路径。脑机接口的发展离不开脑科学与微电子技术产业的进步。

1.3.1 第一阶段：对脑结构的理论理解

1924 年，脑电图之父、德国精神病学家汉斯·贝格尔首次记录到人类脑部的电信号活动，将其命名为脑电波。1929 年 5 月，《精神病学档案》杂志推出关于"人类脑电图的使用"专刊。正是基于这一研究，1938 年，美国神经学家赫伯特·贾斯珀在寄给汉斯·贝格尔的圣诞贺卡中，畅想了从脑电波中解码出语言的可能性，这被认为是对脑机接口的早期描绘，开启了脑机接口相关技术的学术探索时代。

事实上，这一阶段也是对于脑结构的理论理解阶段。其中，对脑电波神经反馈机制的解析，对于脑机接口的发展尤其具有重要的意义。

脑机接口的出现与发展，核心还是基于脑科学的发展。脑是人类最为独特的器官。数以千亿的神经元组成了人脑的基本结构——负责处理大部分思维活动的大脑、负责协调运动的小脑，以及连接其中的脑干。其中，脑干最为原始，却并不"低级"。脑干将大脑、小脑与脊髓连接起来，大脑与躯体之间几乎所有的神经投射都通过这里。此外，脑干还调控呼吸、体温和吞咽等最重要的生命活动，甚至大脑的意识活动也需要由其"网状激活系统"来维持。基于此，脑干成为人体的要害，一旦损毁，就是"秒杀"。

对于大脑来说，其结构更加复杂。大脑是人类所有组织器官中最复杂和最智能的部分，是整个神经系统的枢纽，也是人体其他所有器官的指挥者。生物研究领域的专家学者经过长期研究，根据人类大脑不同活动中的激活状态，发现不同的大脑区域对应不同的认知功能，如视觉、触觉、听觉、语言、运动等。而大脑，正是脑机接口电信号产生的地方。

具体来看，大脑属于中枢神经系统，其包含超过 860 亿个神经元。大脑时刻接收来自视神经、听神经等神经，以及周围神经系统传送过来的信号。大脑将这些信号进行解析，并产生感觉，进而对外在环境做出反应，形成运动信号。运动信号再通过脊髓传达到周围神经系统，进而控制肌肉，控制人的身体，做出复杂（高级）的运动行为，如弹钢琴、弹吉他等。

当脑神经开始处理信息时，就会产生相应的电磁信号。从神经元的构造来看，当神经元传达信号时，神经元内外的带电离子流动，形成电流。电流到达突触后，激发化学反应，继续传递信号给下一个神经元。当一定数量的神经元像集成电路一样一起工作时，就可以产生能被宏观电极探测到的电磁信号。而电磁信号的变化，反映出当前皮层区域的活跃程度。这些信号经过放大、编译，变成包含信息的信号。这样研究人员就可以进行数据分析，用算法推测出大脑想表达的东西。

对于这些脑电波，最初科学家对其在时域上的波形进行分析（尖峰分析法），之后使用傅里叶变换或小波变换分析脑电信号在频域上的能量分布（能量谱分析法）。自 20 世纪中后期以来，混沌动力学兴起，由于脑神经非常复杂，脑电波具有不稳定及非线性特性，所以越来越多的研究者开始用混沌动力学的研究方法分析脑电波及脑皮质结构。其中，分形维数（fractal dimension，FD）就是混沌动力学在脑波分析中用到的工具之一。

1.3.2　第二阶段：大脑信号的解码应用

1969 年，德国教授埃伯哈德·埃里希·费兹根据操作性条件反射原理，让猴子通过特定思考来触发仪表盘的指针转动，从而获得游戏奖励，验证了灵长类动物运动皮质中单个神经元的活动能对控制模拟仪表指针产生条件反射，成为脑机接口概念形成之前最早的脑机接口实践。

费兹将猴子大脑中的一个神经元和一个仪表盘连接在一起。猴子通过某种思考来触发神经元，从而让仪表盘的指针转动。每当仪表盘的指针转动时，猴子就会得到食物。经过几次学习，猴子就学会了这个游戏，并学会用脑来控制仪表盘。

此后，科学家开始不断尝试通过解码脑电信号，准确方便地控制外部设备，脑机接口迈入科学论证阶段。

1970 年，美国国防部高级研究计划局（DARPA）启动了使用脑电信号探索大脑交流的计划。

1973 年，美国加州大学洛杉矶分校教授雅克·维达尔发表了一篇名为《论直接的脑机交流》的论文，并在其中正式提出了"脑机接口"的概念和定义。他将脑机接口研究与开发的重点放在辅助患者恢复受损视力、听力及运动神经修复之上。由此，脑机接口正式成为一个独立的研究领域。

随着技术的进展，第一批用于人类的神经修复设备在 20 世纪 90 年代中期出现。1998 年，埃默里大学研究人员菲利普·肯尼迪首次将脑机接口装备植入人体，通过对脑部进行手术，用电线将人脑和大型主机相连，实现了人脑对计算机光标的远程控制。研究人员称这项技术为"大脑之门"，是脑机接口研究的一大里程碑。

脑机接口因此受到更多的关注，而其不依赖周围神经与肌肉的参与便能实现大脑与计算机之间的通信，凸显了该技术在辅助治疗脑中风、癫痫等失能患者上的价值。

1.3.3　第三阶段：从实验室迈向市场

进入 21 世纪以来，人们对于脑机接口的关注开始聚焦于脑机接口的应用落地。脑机接口发展成为一个研究领域，越来越多的研究人员加入，推动脑机接口迅速发展，使脑机接口从实验室迈向市场。

在这一阶段，"脑机接口之父"米格尔·尼科莱利斯扮演着重要的角色。20 世纪 90 年代，尼科莱利斯师从美国哈内曼大学教授约翰·切宾，研究大脑功能。

那时，脑神经科学领域有两种主要猜想：一是认为神经元是连续网络的"分布论"，二是认为神经元是各自独立运作的"局部论"。20世纪大部分时间，"局部论"都是主导性声音。尼科莱利斯和切宾属于少数派，他们支持"分布论"，并做了大量开创性工作，开发了一系列新方法，了解大量神经元如何在动物行为中协同工作。

为了证明他们的假设，尼科莱利斯以一种新范式和新技术测试大脑功能，而这种技术正是脑机接口技术。2000 年，尼科莱利斯在《自然》杂志发表文章 *Real-time prediction of hand trajectory by ensembles of cortical neurons in primates*，其利用在猴子大脑皮层中成功获取的脑电信号实时控制千里之外的机器人，真正实现了"猴想机为"（Monkey Think, Robot Do）。这项成果推动了人类对神经网络学习机制的理解，也标志着人类向使用可控性假肢迈出了第一步。

基于这一原理，14 年后，尼科莱利斯设计了首款脑控外骨骼"Bra-Santos Dumont"，首次实现了在大脑控制外骨骼活动的同时，将触感、温度和力量等信息反馈给佩戴者。该设备被应用到巴西截瘫少年朱利亚诺·平托的身上。

在 2014 年巴西世界杯开幕式上，在 6 万多名现场观众和 12 亿名电视、网络观众的注视下，朱利亚诺·平托为巴西世界杯开球。当时的电视转播解说员说："平托行走的一小步，是脑机接口发展的一大步。"

在巴西世界杯之前，平托因为车祸导致第四胸椎以下瘫痪已经 9 年。他通过参与尼科莱利斯发起的"重拾行走计划"，利用脑机接口将采集自大脑的信号绕过脊椎损伤部位，以数字形式传输至可穿戴式机甲中，并控制机甲完成开球任务。最终，经过 10 个月的训练，平托的脊椎损伤等级被评定为第十一胸椎以下瘫痪，七节脊椎恢复了感知、活动和运动控制功能。

尼科莱利斯坦言，最初并未想到能走到这一步。他说："这说明有时候基础科学能引领你到达从未想象过的地方，带来意料之外的发现。"

1.3.4　第四阶段：正在经历的技术爆发期

在经历对脑结构的理论理解阶段、大脑信号的解码应用阶段和从实验室迈向市场阶段后，脑机接口终于迎来了商业化的曙光。自从

2000 年美国杜克大学教授米格尔·尼科莱利斯验证可控性假肢的可行性后，脑机接口就进入了技术爆发期，大大小小的突破不断，并开始向商业化迈进。

2004 年，美国 Cyberkinetics 公司取得美国食品药品监督管理局（FDA）认证，成功展开了对人体运动皮层脑机接口的临床试验。在试验中，瘫痪 4 年的 25 岁男性患者马修·内格尔成为该公司第一位长期植入脑机接口系统的患者。在完成植入后，他能够通过运动意图来发送邮件、绘制图形、遥控电视，以及使用简单多关节机器肢体抓取和移动物体。植入内格尔体内的设备名为"大脑之门"，它包含一个由 96 个电极（犹他电极）组成的阵列，位于大脑中央前回的运动皮层，对应手臂和手部区域。这项技术成功展示了脑机接口在帮助失能患者恢复运动能力方面的潜力。

2016 年 9 月，美国斯坦福大学神经修复植入体实验室的研究者在两只猴子大脑内植入了脑机接口。通过训练，其中一只猴子创造了新的大脑控制打字纪录——1 分钟内打出了莎士比亚的经典台词"To be or not to be, that is the question"。

2016 年 10 月，志愿者内森·科普兰通过植入运动皮层和感觉皮层的电极成功利用意念控制了一只机械手臂，并与时任美国总统奥巴马"握手"。这次"握手"的独特之处在于，科普兰不仅实现了对机械手臂的控制，还"感受"到了握手的触感。机械手臂的每个指头上都安装有传感器，每个传感器与不同的电极相连。当机械手臂的指头受到压力时，相应的传感器就会感知到这种压力，并刺激植入科普兰大脑感觉皮层的电极，从而产生类似真实抓握的触感。这项试验是脑机接口的重要进展，使运动和感觉功能的恢复成为可能。

2016 年 12 月，美国明尼苏达大学教授贺斌（Bin He）和他的团队在没有电极植入大脑的情况下，利用头皮脑电信号实现了控制复杂三维空间中的物体，包括操纵机械臂抓取、放置物体和控制飞行器飞行。这项研究成果有望帮助上百万名残疾人和神经性疾病患者。

2019 年 4 月，美国加州大学旧金山分校神经外科医生张复伦（Edward Chang）将一个硬脑膜下高密度多电极阵列植入一个由于脑干中风导致四肢瘫痪的患者的大脑感觉运动皮层区域。电极记录患者试图说出单词的电信号，之后利用深度学习模型和自然语言模型，在患者试图说话时，从患者的皮层活动中实时解码单词和句子。同年 7 月，该研究团队展示了基于高密度皮质脑电信号模拟的自然问答对话系统，该系统利用在对话中记录下的脑信号，能够确定受试者何时在听说，而且能够预测听说的内容是什么。

与此同时，美国太空探索技术公司（Space X）及特斯拉公司的创始人埃隆·马斯克召开新闻发布会，宣布其 Neuralink 公司在脑机接口上获得重大突破，该公司已经找到了一种高效实现脑机接口的方法。这实际上是一套脑机接口系统，利用一台神经手术机器人在脑部 28 平方毫米的面积植入 96 根直径只有 4～6 微米的"线"，总共包含 3072 个电极位点，然后直接通过 USB-C 接口读取大脑信号。与以前的侵入式电极相比，新技术不仅对人脑损伤更小，通道数更多，穿戴也更加美观。

2020 年，我国团队宣布实现侵入式脑机接口临床"零的突破"——

脑联网：脑机接口构建的人类未来

浙江大学科研团队与浙江大学附属第二医院合作完成我国首例侵入式脑机接口临床研究。在完成手术并经过系统训练后，一位老年瘫痪患者可以利用侵入式脑机接口控制机械臂做出进食和饮水等动作。

2020 年底，上海瑞金医院就开始了对相关项目的研究，有 26 位患者参与了研究。2023 年公布的研究结果显示，运用脑机接口对神经进行调控，患者术后抑郁症状平均改善率超过 60%。在首批参与临床试验的 26 名患者中，已有人主动向外界讲述自己的奇妙经历。

该项试验全称为"脑机接口神经调控治疗难治性抑郁症临床试验"，其试验原理是：通过手术在患者胸腔植入一个"脑起搏器"，并在脑中植入两个电极，由"脑起搏器"控制电极。当患者打开"体外开关"时，就能瞬间开心起来。手术完成后，在医生的帮助与调整下，患者找到适合自己的神经刺激模式，就可以通过程控器（调整刺激参数的装置）和手机小程序连接，来调节自己的情绪。这是脑机接口在治疗抑郁症方面的首次临床应用。

2023 年 6 月，我国宣布首次实现汉语言脑机接口突破。复旦大学附属华山医院联合上海科技大学、天津大学的科研人员开发出一种模块化的多路平行神经网络方法，可以直接从侵入式神经记录中合成汉语语音。该团队采用高密度皮层脑电图技术，设计了一个适用于汉语言的模块化多路平行神经网络模型，可以从颅内记录中分别解码词汇音调和基本音节，并组合生成语音。该试验是国内首次尝试采用皮层脑电图技术进行汉语音节解码与合成语音，为借助脑机接口帮助音调、语言发音障碍或失语症患者提供了潜在的解决方案。

当然，关于脑机接口的突破远不止于此，在人们还未关注到的地方，脑机接口正在飞速发展。

尼科莱利斯曾经出版《脑机穿越》一书，风靡世界。该书以一个引人深思的典故结尾。卢比孔河曾经是古罗马与其殖民地高卢地区的分界线。古罗马有一条法律规定，在外征战的军官，谁也不能带领军队跨越这条河进入罗马本土，否则就会被视为叛逆。公元前49 年，恺撒统一高卢后打破了这个禁忌。他在渡河时说了这样一句话："骰子已经掷出！"从此，恺撒迈出了征服欧洲、缔造罗马帝国的第一步。

可以说，人类现在关于脑机接口的探索已经跨越了思想和技术的河流，站在了"卢比孔河"的对岸，脑机接口正在腾飞，并在世界范围内迅速扩展。脑机接口正在成为 21 世纪人类最伟大、最具有颠覆性的技术。

1.4　和大脑相连的三种方式

脑机接口的工作处理流程可以分为信号采集、信号处理与指令输出、终端设备执行，以及信息反馈几个阶段，每一阶段通过不同的技术手段实现，并把信息传给下一阶段。其中，信号采集是脑机接口的起始环节，根据不同的信号采集方式，脑机接口可以分为侵入式、非侵入式与介入式三种。

1.4.1　侵入式脑机接口

侵入式脑机接口一般采集脑组织产生的电生理信号，采集前需要将电极直接插入脑组织或固定在脑组织表面。通过电极直接检测其附近脑组织中的单个神经细胞或电极附近的整个神经网络的电生理活动信息，对大脑局部神经网络的动态变化信息进行实时、准确的检测。

在侵入式脑机接口中，负责信号采集的最为重要的部件是侵入式电极，即与脑组织直接接触的电子元件。

目前最为常用的侵入式电极主要有两种：一种是微电极阵列，Blackrock Neurotech 公司的优他电极阵列（Utah electrode array，UEA）就是微电极阵列的代表性产品，这是一种由上百根针状电极组成的刺入式多通道电极阵列，可以植入大脑皮层 1～3 毫米深度，每个电极直径 80 微米左右，可以记录其尖端直径 0.5 毫米范围内的神经电信号；另一种是皮层脑电图电极，是由稀疏的金属触点组成的电极阵列，安装时只需将其固定在大脑皮层表面即可，不需要刺入大脑组织，损伤比优他电极阵列小，单个电极触点面积更大，记录范围略大于微电极阵列，每个触点可记录其直径为 1 毫米内、深度为 0.5～3 毫米的神经电信号，但信号精度低于微电极阵列，无法区分单细胞信号。

从脑机接口的功能和传输效率来看，侵入式电极拥有最佳的脑机沟通效率，在信号强度、精度及发展前景等方面都远超非侵入式电极，但同时存在较高的安全风险和成本，并且需要具有一定的社会和伦理基础。究其原因，电极植入时需要对使用者进行开颅手术，电极插入脑组织的过程不可避免地会对脑组织造成损伤，这些操作对使用者有很高的风险；异物侵入可能引发免疫反应和愈伤组织（疤痕组织）生成，导致电极信号质量衰退，甚至消失。

电子元器件与相关的微电源装置，在植入大脑后，长期浸泡在人的体液中，也存在一定的腐蚀性风险，以及腐蚀后释放出来的化学物质对脑神经的影响。当然，这些安全风险也是科研机构与监管机构关注的要点。

1.4.2　非侵入式脑机接口

非侵入式脑机接口其实就是外接接口，即无须进入大脑，只需将穿戴设备附在头皮上，实现对大脑信息的记录和解读。

非侵入式信号采集通常将电极固定在头皮表面，采集大脑皮层神经电活动经过颅骨传导到头皮表面的微弱电信号。这种电信号也被称为脑电信号。

采集脑电信号不需要开颅，只要将金属电极固定在头部特定位置就可以。脑电信号电极一般分为湿电极与干电极两大类：湿电极记录时，需在金属电极与皮肤之间填充电解质凝胶等物质来降低电极与皮肤之间的电阻，从而获得稳定可靠的电信号；干电极则直接用导电材料与头部皮肤接触来获取电信号。湿电极记录到的脑电信号质量和稳定性优于干电极，但需要专业人员花费较长时间进行电极定位、导电物质填充以及仪器设备调试等操作，而干电极安装更为简单便捷。

目前，在科学研究和医疗中，一般用湿电极记录脑电信号，而一些将脑电信号采集技术推广至消费领域的科技企业，为方便消费者使用，使用干电极记录脑电信号。

除最常用的从头皮采集脑电信号外，现在用于非侵入式脑机接口系统的脑电信号采集方法还有以下几种：功能性近红外光谱（functional near-infrared spectroscopy，fNIRS）、功能性磁共振成像（functional magnetic resonance imaging，fMRI）、脑磁图（magnetoencephalography，MEG）等。

功能性近红外光谱技术利用血液的主要成分对 600～900 纳米近红外光良好的散射性，获得大脑活动时氧合血红蛋白和脱氧血红蛋白的变化情况。该技术具有性价比高、便携性好、噪声小和生态效应较好（能容忍用户一定程度的动作）等优点，但空间分辨率和时间分辨率不高，需要利用算法在一定程度上提高。

功能性磁共振成像技术通过磁共振成像来测量神经元活动引发的血液动力学变化情况。该技术空间分辨率高，可精确定位大脑功能区域，可以选择某一大脑区域来分析具体的思维活动，但时间分辨率不高、价格昂贵、体积庞大，因此在脑机接口上的应用相对较少。

脑磁图技术记录由神经元突触后电位形成的电流产生的相关磁场信号，来间接推算大脑内部的神经电活动。该技术不易受介质的影响，空间分辨率高于脑电图，但易受到环境干扰，需要严密的电磁场屏蔽室，并且设备昂贵笨重。

值得一提的是，非侵入式脑机接口虽然避免了昂贵的和危险的手术，但电信号需要经过颅骨与肌肉/皮肤组织才能到达检测电极，颅骨对大脑信号会产生衰减作用，对神经元发出的电磁波具有分散和模糊效应，使记录到的信号强度和分辨率并不高，很难确定发出信号的大脑区域或者单个神经元的放电。这些因素使非侵入式脑机接口在使用效果方面与侵入式脑机接口相比，还存在一定差距，但由于采集过程更加简单和安全，所以可以应用在更多领域，拥有更为广泛的受众。

1.4.3 介入式脑机接口

介入式脑机接口采用介入式信号采集方式。介入式信号采集是通过将金属电极植入脑部血管内壁来记录脑电信号的信号采集方式，也称为血管内脑电图。该方式通过微创手术在使用者颈部血管安装导管，再将收缩的网状电极引导至特定大脑皮层附近的脑血管，电极在血管内展开后紧贴血管内壁，采集附近的脑电信号。

这种采集方式的代表性产品是美国 Synchron 公司的 Stentrode。该产品于 2020 年获得美国食品药品监督管理局的"突破性医疗器械"认定，正在进行进一步的临床试验。该产品仍然需要将电极植入人体内部，但由于不需要进行开颅手术，电极也不与脑组织直接接触，所以植入风险明显低于一般的侵入式电极；其记录的信号质量与皮层脑电图记录的信号质量相近；由于记录位置没有组织损伤，所以电极可以长时间稳定地获得有效电信号。

这些优点使介入式信号采集成为一种极具潜力的大脑信号采集方式，未来可能出现更多基于这种采集方式的脑机接口应用。介入式信号采集是目前相对比较新的脑机接口探索与应用方向，这种技术的优点就在于可以避开大脑微创手术风险，借助血管介导实现脑电信号的交互。

1.5　脑机接口正当时

随着计算机科学、神经生物学、数学、康复医学等相关学科的不断探索与交叉融合，脑机接口正在从基础科研走向市场。根据麦肯锡咨询公司发布的相关研究，2030—2040 年，脑机接口产业在全球范围内直接产生的经济规模可达 700 亿～2000 亿美元。

一方面，科学家对大脑机制的根本了解可以为大脑疾病带来新型疗法；另一方面，脑机接口有望成为未来十年的新一代交互方式，用意念控制机器、用大脑控制开关等都将成为现实。而基于脑机接口构建的大脑读写交互技术，将会给人类社会带来一次史无前例的变革，这种变革的颠覆性远远超过人工智能技术。

科技媒体硅谷 Live 的相关研究显示，脑机接口产业在医疗健康产业方面，主要应用包括脑机接口设备、大脑检测系统、多动症脑机接口反馈治疗等；在教育产业方面，可用于学生记忆力训练及学科培训等场景；在游戏产业方面，可以虚拟结合方式实现用思维控制设备与游戏角色；在智能家居产业方面，可与物联网等技术结合，实现用意念控制家用电器。

具体来看，在医疗健康方面，脑机接口可以直接实现大脑与外部设备的交互，跨越常规的大脑信息输出通路，应用场景广泛。同时，随着现代医学对大脑结构和功能的不断探索，人类已经对运动、视觉、听觉、语言等大脑功能区域有了较为深入的研究，通过脑机接口设备获取并分析大脑区域的信息，在神经、精神疾病的体检诊断、筛查监护、治疗与康复领域有广泛的应用。实际上，医疗健康领域是目前脑机接口最大市场的应用领域，也是增长最快的领域。

除医疗健康领域外的其他非医学领域，脑机接口同样具有潜在的、广泛的应用。

在娱乐领域，脑机接口呈现出与玩具、虚拟现实/增强现实结合的发展特征，出现脑控小车、脑控虚拟现实/增强现实等产品。尤其在游戏方面，脑机接口可以与虚拟现实技术结合。玩家佩戴在头皮上的传感器采集脑信号，然后将脑信号传输至计算机，并用解码算法将脑信号转化为在游戏中需要执行的指令，就可以实现用"意念"玩游戏了。这可以提升游戏的娱乐性，对于一些有肢体障碍的玩家来说，在很大程度上提升了游戏的友好度。

美国科技企业 Cognixion 于 2020 年发布了基于脑机接口的增强现实头戴式显示器，可在游戏、通信、办公、影音等多个场景实现沉浸式体验。云睿智能开发出了基于脑机接口的用意念操控的无人机 Udrone。

脑机接口在教育领域的应用包括注意力监测、压力监测、教学设计、智能学习和记忆增强，甚至会颠覆现有的教育模式。例如，通过脑机接口可以实时监测学员的大脑状态，通过分析和评估大脑状态与学业表现之间的关系，建立基于脑机接口的个性化教学环境。清华大

脑联网：脑机接口构建的人类未来

学心理学系和教育研究院联合团队研究发现，在数学期末考试中可以记录与学生数学焦虑特质显著相关的神经生理标志物，基于脑机接口和神经反馈技术，可以通过调控该神经生理标志物来缓解学生的数学焦虑。

在日常生活中，脑机接口也具有广泛的应用市场。以智能家居为例，脑机接口既能通过测量和提取大脑中枢神经系统信号，实现对外部家居设备的操控，又能通过外部设备对神经系统的刺激和神经反馈，实现对中枢神经系统的调控，使大脑与外部设备之间形成具有神经反馈调控的闭环系统，实现人机或脑机智能融合。脑机接口扮演的是类似"遥控器"的角色，帮助人们用"意念"控制开关灯、门、窗帘等，进一步可以控制智能家用机器人。而脑联网是更加前沿的脑机接口研究及应用的潜在方向。

在军事领域，脑机接口属于前瞻性研究和尝试性应用。例如，士兵可以通过佩戴大脑信号采集器对相应武器发出作战指令，达到降低人员伤亡、加强作战能力的目的。脑机接口设备还可以监测作战人员的生理和心理状态，利用监测到的数据分析士兵的情绪、注意力、记忆力等生理和心理指标，从而增强作战人员的军事技能表现。美国国防部高级研究计划局于 2015 年就启动了名为 "Brain-Swarm Interaction and Control Interfaces" 的研究项目，意在赋予飞行员以意念同时操控飞机与多架无人机的能力。

第 2 章

脑机接口的
医学使命

2.1　脑机接口，翻转未来医疗

当前，脑机接口依然处在"探索期、蓄力期"，除娱乐、教育等领域外，医疗健康领域是脑机接口最初、最直接和最主要的，也是目前最接近商业化的应用领域。

脑机接口在医疗健康领域可以大致分为五个应用场景：肢体运动障碍诊疗、意识与认知障碍诊疗、精神疾病诊疗、感觉缺陷诊疗，以及癫痫和神经发育障碍诊疗。

2.1.1　肢体运动障碍诊疗

肢体运动障碍，如截肢、脊髓损伤等，不仅严重影响患者的身体功能，也对其心理健康和生活质量造成巨大冲击。导致肢体运动障碍的疾病有很多，如脑出血、脑外伤、脑卒中等都可能导致患侧脑部区域对应的肢体控制功能受损。除上述疾病导致的运动功能障碍外，运动神经元受损引发的肌萎缩侧索硬化症（渐冻症）也属于患者具有肌肉萎缩无力表现的严重运动障碍。在肢体运动障碍诊疗领域，脑机接口可有效帮助患者改善疾病状态、提高生活质量，起到辅助治疗的作用。

脑机接口在肢体运动障碍诊疗中的应用方式主要有两种，一种是辅助性脑机接口，另一种是康复性脑机接口。

1. 辅助性脑机接口

辅助性脑机接口，即通过脑机接口设备获取患者的运动意图，实现对假肢或外骨骼等外部设备的控制。脑机接口直接连接大脑和外部设备，可以让患者通过意念控制假肢、轮椅等外部辅助设备，从而恢复部分受损功能，提升患者的独立性和生活质量。其关键在于准确地捕捉患者的脑电信号，并将其翻译成实际的行动。

辅助性脑机接口诊疗肢体障碍主要有以下四个步骤。

（1）信号采集。利用脑电图、脑磁图等方式采集患者的大脑活动信号，这些信号记录了患者的意图和动作准备过程。

（2）信号处理和解码。采集到的脑电信号经过复杂的信号处理和模式识别，被转化为可以被外部设备理解的指令。这需要高度精确的算法和模型来确保信号的准确解码。

（3）外部设备控制。解码后的指令被发送给外部设备，如假肢或外骨骼，以实现患者的运动意图。例如，患者想象自己在行走时的动作，脑机接口将其转化为指令，驱动外骨骼完成相应的动作。

（4）反馈机制。为了帮助患者更好地控制外部设备，为其提供及时的视觉反馈或触觉反馈是必要的，这有助于患者调整意图，以获得更准确的控制。

辅助性脑机接口的应用使肢体运动障碍患者能够重新获得运动能

力，增强他们的独立性和社会互动性。然而，这种技术也面临一些挑战。首先，脑电信号的稳定性和准确性需要不断改进，以确保对外部设备的精确控制。其次，患者需要经过系统的训练和适应，以逐步掌握对脑机接口的操作。

2. 康复性脑机接口

除辅助性脑机接口外，康复性脑机接口也在肢体运动障碍的康复中发挥着重要作用。中枢神经系统具备可塑性，脑机接口设备作用于大脑，进行重复性反馈刺激，可以增强神经元突触之间的联系。这种应用方式通过直接影响大脑的神经可塑性，促进受损区域功能的修复和重建。其主要原理是通过脑机接口设备实时监测患者的大脑活动，并向大脑发送反馈刺激，以促进神经元之间的连接和突触强化，从而取得康复效果。

究其原因，中枢神经系统具有可塑性，即它可以通过适当的刺激和训练来调整和修复受损的神经回路。康复性脑机接口根据这一原理，通过反复刺激受损区域，促使神经元之间重新建立联系。值得一提的是，每位患者的神经可塑性和康复需求都是不同的。康复性脑机接口需要根据患者的情况进行个性化调整，以确保最佳的治疗效果。

康复性脑机接口为肢体运动障碍患者提供了一种创新的康复途径，其前景令人鼓舞。

2.1.2　意识与认知障碍诊疗

意识与认知障碍作为影响患者意识、思维、记忆、情感等认知功能的严重疾病，其范围包括但不限于中风、脑损伤和神经退行性疾病等。这些疾病可能导致患者失去语言、运动能力，甚至对自我和周围环境失去感知能力。

例如，许多患者因颅脑外伤、脑卒中、缺血缺氧性脑病等疾病陷入昏迷，继而进入长期意识障碍状态，即处于植物人状态。目前，针对该类疾病患者尚无系统、规范的治疗方式。如何加快意识障碍患者的意识与认知功能恢复，已成为亟待解决的临床问题之一。

脑机接口的发展为解决这一临床难题提供了新的可能性。医生通过脑机接口设备获取并分析患者的脑电信号，可以掌握患者的意识状态，进行意识障碍诊断与评定、预后判断，甚至能够与意识障碍患者实现交流。

具体来看，脑机接口可以记录脑电信号，这些信号反映了大脑皮层的神经元活动情况，通过对这些信号的捕捉和分析，医生就可以判断患者的意识状态。特别是，当患者处于昏迷或植物人状态时，他们的脑电信号可能呈现出一些特定的模式，这些模式可以提供有关患者意识状态的信息。

为了进一步确认患者的意识状态，医生还可以采用靶刺激的方法。在这个过程中，声音、图像、触感等作为靶刺激被呈现给患者，而其他无关刺激则以较高的概率呈现。当患者在脑机接口的监测下接受靶刺激时，可能出现特定的脑电响应，这些脑电响应与患者的意识状态密切相关。有时，患者可能对特定的靶刺激表现出明显的脑电响应，这种脑电响应可以被视为与意识恢复的可能性相关的指标。

不过，脑机接口目前在该领域的使用仍然存在一些局限性，如受患者意识波动及注意力集中时间短的影响，脑机接口难以具有性能一致性。另外，脑机接口在该领域的应用目前还处于研究阶段，范式复杂。一方面，患者的训练时间较长；另一方面，临床医生很难掌握该技术。

2.1.3　精神疾病诊疗

近年来，精神疾病的患病率不断上升，越来越多的特定人群迫切需要改善精神和心理健康。精神疾病作为一种病理状态，包括各种心理和行为障碍，通常需要长期治疗和护理。而传统的精神疾病治疗方法，如药物治疗、心理治疗等，存在各种限制和不足。以抑郁症为例，有研究数据显示，近 30%患者的抑郁症属于难治性抑郁症，传统的药物疗法、物理疗法及认知行为疗法对这类患者的效果并不理想。因此，发展新的治疗方法是必要的，而脑机接口的快速发展为提高疑难性精神疾病的研究和治疗水平提供了新的前景。

对于特定的精神疾病，如抑郁症、强迫症和精神分裂症等，脑机接口有望产生重要影响。通过采用输入式脑机接口等技术，医生能够对患者的神经系统进行调控，促进异常的脑结构和功能可塑性朝积极的方向发展，从而有助于患者的康复。

具体来看，相较于其他生理信号，脑电信号能够提供更丰富、更深刻的情感信息。脑机接口设备通过采取学习算法，可以提取脑电信号的特征，实现对多种情绪的识别和分析。脑机接口可以在研究抑郁症、焦虑症等精神类疾病的发病机制时提供帮助，同时可以作为辅助治疗手段。

脑机接口设备的神经反馈训练在精神疾病患者的康复治疗方面也具有潜力。患者观察自己的脑电信号，可以了解自己的情绪状态与脑活动的关联，逐步调节自己的情绪和认知。这种神经反馈训练可以在抑郁症、焦虑症等患者的康复过程中发挥积极的作用，帮助患者建立更健康的情绪调节机制。

当然，脑机接口目前还处于不断发展和探索的阶段，尽管其在精神疾病领域表现出了巨大的潜力，但在实际应用中仍然面临诸多挑战。例如，技术的稳定性和准确性、隐私保护等问题需要得到进一步解决。此外，对于精神疾病的诊断和治疗仍然需要综合考虑多种因素，脑机接口只能作为其中的一种手段。

2.1.4　感觉缺陷诊疗

人类具备听觉、视觉、触觉等多种感觉器官，各种感觉经初级加工后被传至大脑皮层的相应功能区。现代医学已经探明，颞叶负责声学加工，枕叶负责视觉加工，额叶既负责体触觉加工，又负责高级认知功能。感觉是人类与外界环境互动的重要途径，而由神经系统损伤、疾病或其他原因引起的感觉缺陷有可能导致患者失去触觉、视觉、听觉等感知能力。

世界上有较大比例的人群存在先天或后天导致的感觉缺陷。以我国为例，根据中国残联统计的数据，我国视觉障碍群体将近 1800 万人，听力残疾人数达 2780 万人。因此，对这一群体的治疗和关注刻不容缓。

脑机接口旨在建立人脑与外部设备之间的通信桥梁，通过记录和解析脑电信号等电生理信息，将人脑活动转化为机器可以理解的指令，从而实现对外部设备的控制。在感觉缺陷场景中，脑机接口可以用于多个方面，以帮助患者恢复失去的感觉功能。

例如，对于失去触觉功能的患者，可以通过植入电极或其他传感器，记录患者大脑皮层的电活动，然后将这些电活动转化为触觉信息。通过训练，患者可以学会通过脑电信号感知外部环境中的触觉刺激，实现对触觉的再现。这种技术被称为"脑—机器触觉"（brain-machine touch），其潜在应用范围涵盖从肢体感知到皮肤感觉的广泛领域。

对于失去视觉功能的患者，脑机接口可以利用视觉皮层的活动来实现对视觉信息的重建。通过植入电极或其他传感器，记录患者视觉皮层的脑电信号，然后使用计算方法将这些信号翻译成可视化的图像，供患者感知，也就是所谓的"脑—机器视觉"（brain-machine vision）。

脑机接口还可以在听觉恢复方面发挥作用，即"脑—机器听觉"

（brain-machine audition）。对于失去听觉功能的患者，可以利用脑电信号为其还原声音信息。通过植入电极或传感器记录患者听觉皮层的脑电信号，并将其翻译成声音，为患者提供听觉体验。

脑机接口在感觉恢复方面仍然面临一些挑战。首先，技术本身的稳定性和精确性是关键问题，因为精确解析和还原复杂的感觉信息需要进行高度精细的脑电信号解码。其次，个体差异和适应问题可能影响患者的感觉恢复效果，因此需要进行个体化训练和调整。最后，伦理问题和隐私问题也需要得到充分考虑，尤其在侵入式设备的使用中。

2.1.5　癫痫与神经发育障碍诊疗

癫痫与神经发育障碍作为神经系统疾病，影响全球数百万人的生活质量。癫痫是一种慢性的脑电活动异常引发的疾病，而神经发育障碍涵盖一系列影响神经系统正常生长和功能的疾病。这两种疾病对患者的身体和心理健康都造成了巨大困扰。

实际上，癫痫与神经发育障碍之间存在密切的关联。癫痫发作时的脑电生理异常往往与大脑皮层的神经发育缺陷密切相关。基于此，通过记录和分析脑电波，脑机接口有望为癫痫患者提供更精确的诊断和治疗。

脑机接口设备可以实时监测和记录患者的脑电信号，帮助医生了解癫痫患者的脑电生理异常。这对于确定癫痫的类型、发作频率和持续时间等非常有帮助，为制定个体化的治疗方案打下了基础。此外，脑机接口还可以在患者癫痫发作前进行预警，让患者和医生有更多的时间采取干预措施，从而减轻发作的严重程度。

当然，脑机接口对神经发育障碍的治疗也具有潜在价值。神经发育障碍可能影响大脑的结构和功能，导致感知、运动、社交等多个方面的问题。脑机接口可以对患者的脑电信号进行监测和分析，进而帮助医生了解患者的大脑活动模式和功能情况。这种信息有助于医生制订个体化的康复计划，通过脑机接口进行神经反馈训练，帮助患者改善神经功能，提升生活质量。

2.2 机械假肢，让假肢不"假"

一直以来，如何帮助有肢体障碍的人恢复肢体运动，是脑机接口的主要发展方向。近 20 年来，通过解码相关神经活动，科学家已经逐步实现了对假肢的智能控制。在庞大的有肢体障碍的人群基数上，加之愈加严重的社会老龄化问题，脑机接口无疑为有肢体障碍的人群恢复肢体运动打开了一扇希望之窗。

2.2.1 周围神经系统：给假肢通上信号

在脑机接口出现之前，对于有肢体障碍的人来说，最好的方式无非是装上假肢。那时，假肢的主要功能是美观和简单支撑，活动能力非常差，连简单的抓取都很难实现。而脑机接口凭借对大脑意图的解读，给了假肢全然不同的存在意义，有望使假肢真正成为患者身体的一部分。

神经系统可以分为中枢神经系统和周围神经系统两大部分。中枢神经系统由大脑和脊髓组成，负责处理信息和控制身体的各种功能。周围神经系统由脊髓蔓延到四肢和全身，与中枢神经系统形成双向通信。我们能产生五感，就是由于这两套系统神经元之间的递质产生微弱的生物电信号。

在周围神经系统中，有许多功能相似的神经汇聚成神经束，如控制手臂运动的神经束。这些神经束经过手臂、手掌、手指等部位后再分叉出更细的神经束来控制具体的肌肉和动作。这些神经束的直径不同，从 1～3 毫米到 1 厘米不等，可以在这些神经束上贴上电极或插入微型电极。

也就是说，如果能够通过电极阵列或微型电极在周围神经系统的神经束上记录电信号，并进行信号处理和解码，再将这些信息传递给假肢或外部设备，肢体障碍患者就能够控制假肢或体验感官信息。

一家名叫 Open Bionics 的企业结合 3D 打印技术和肌电检测技术，研发了一款前臂假肢。在皮肤上贴上电极，该款假肢可以检测肌肉神经细胞的微弱生物电，实现在一定程度上自主切换手部姿势，还能做出几种常用手势，完成一些日常活动。

更厉害的是腿部截肢的麻省理工学院教授休·赫尔，他是麻省理工学院媒体实验室生物机电工程领域的负责人。休·赫尔的另一个身份是登山者。不幸的是，1982 年，18 岁时，他在攀登新罕布什尔州华盛顿山的过程中和伙伴被困在暴风雪中。在被援救人员救出之后，休·赫尔因为冻伤而不得不接受双腿自膝盖以下截肢的现实。

2012 年，休·赫尔装上了复杂的机械仿生假肢——通过电极植入手术将自己被截肢的肌肉神经与假腿连接起来，不仅恢复了行走功能，还能精准感受到假腿的运动轨迹与位置变化，上楼梯的动作非常接近原生肢体，甚至能感觉到不小心踩到的胶带。在休·赫尔的这套系统中，电极的作用是检测大脑传给腿部的运动信号，控制假肢配合行动。

可以说，电极决定了脑机互动的质量与脑机接口的带宽，如果想进一步提高灵活性，甚至模拟触觉，就需要更先进、更精准和更安全的电极设备。犹他大学提出的一种微型阵列电极——"犹他电极阵列"，就是这种更先进、更精准和更安全的电极设备。

犹他电极阵列是一种用硅制作的二维电极阵列，具有出色的耐用性和稳定性。其设计采用微型阵列结构，每个电极的长度约 1 毫米，电极之间的间距非常小，约几百微米。这种设计不仅使电极紧密排列，还允许它们深入大脑皮层，从而更准确地监测神经元的活动电位。

此外，记录点位于电极的尖端，提高了信号的精确性，这对于解码大脑信号并将其转化为有用的控制命令至关重要。犹他电极阵列的高集成度也是其独特之处，其可以容纳多达 100 个电极，覆盖更广的大脑区域，提供更多的数据点，这样的结构保证了在尽量不损伤神经系统的同时尽可能准确记录神经元的动作电位。犹他电极阵列也是极少数被美国食品药品监督管理局准许用作人体试验的脑机接口电极，实际植入人体的最长有效时间长达两年。

2.2.2　中枢神经系统：用大脑控制假肢

当然，对于一般的肢体残疾，可以通过断肢处的神经接驳来重获部分运动和感知能力,因为断肢接受的大脑信号肯定跟手或脚的动作有关,设定程序也容易。但是，对于脊柱损伤高位截瘫的患者，就只能想办法直接提取大脑中的信息，再把它转换成机械设备的操控指令，来替代患者的身体动作。这就需要利用"中枢神经系统"了，也就是直通大脑的脑机接口。

大家都知道，大脑皮层有不同的功能区，主要包括额叶、顶叶、颞叶和枕叶四大功能分区。

额叶是运动的高级中枢，位于大脑半球最前端，占大脑半球表面的前 1/3，是大脑发育中最高级的部分，是人体重要的神经组织区域之一。它主要包括皮质运动区、运动前区、皮质侧视中枢、运动性语言中枢、书写中枢、额叶联合区和排尿、排便中枢等几个功能区。

顶叶是感觉中枢，可以整理感觉或言语等信息，帮助集中注意力。顶叶受到损害，可出现大脑皮层性异常感觉或感觉障碍、失用、失读、病灶对侧同向性下象限盲、空间定位障碍及身体萎缩等症状。

颞叶是处理听觉信息的中枢，和精神、认知、情感和心理等有一定的相关性，可以控制情绪和记忆等。

枕叶负责处理语言、动作感觉、抽象概念及视觉信息。视觉信息从光感受器到大脑枕叶视中枢的传导途径称为视路。枕叶为视觉皮质中枢，枕叶病损时不仅会发生视觉障碍，而且会出现记忆缺陷和运动知觉障碍等症状，但以视觉症状为主。

对于大脑皮层不同功能区的活动，可以通过脑电波的活跃程度来判断。其中，根据波形的不同频率，科学家把脑电波分成不同的节律类型——这里的频率并不是指相同波形的重复，只要经过一个波峰和波谷就算一个周期。人处在不同的状态下，脑电波呈现的节律类型不尽相同，解读过程有点像解读电报密文。

例如，当我们闭目养神的时候，就会检测到 7～12 赫兹的α波，它可以用来检测我们是否处于放松状态。在身体活动的时候，12～30 赫兹的β波比较突出，而且在观察别人运动的时候，β波也会起作用，说明大脑中的"镜像神经元系统"在起作用。40 赫兹左右的γ波被认为和注意力集中有关系。

不同频段脑波的触发和消退，意味着大脑在进行某些行为状态的切换。如果我们捕捉到操控某个行为能够触发相关区域的电位变化，就意味着我们可以对这类行为进行"意念控制"。这就是脑电波控制领域经典的"事件相关电位"（ERP）。

在这种控制方式中，应用最广泛的是"P300 事件相关电位"。P300是指在给予刺激后在 300 毫秒左右产生的一个波动明显的正电位。P300电位出现时，往往是大脑受到了较小概率发生的刺激，所以可以设置条件来故意诱发它的出现，如最常见的"怪球范式"（oddball）。

这是一种认知心理学实验范式，之所以叫怪球，是因为实验是在一个序列的方块中，按 15% 的概率偶尔出现一个圆球。在这种概率下，圆球出现在整个方块序列中让人感觉到格外怪异，容易诱发 P300 波，因此叫作怪球范式。除形状外，这些刺激也可以是颜色、声音、闪光等。例如，向受试者随机出示两种颜色的几何图形，蓝色概率为 85%，红色概率为 15%，每次蓝球中出现罕见的红色图形时，受试者大脑更容易注意，就会检测到 P300 电位。

最早的意念打字系统就利用了怪球范式。在这个系统中，一个 6×6 的字符矩阵被呈现给用户，其中包括 26 个英文字母、数字和一个空格。字符矩阵的行和列会以随机的方式闪烁，用户的任务是通过专注于特定字符的闪烁来选择所需的字符。

例如，如果用户希望选择字母"V"，而该字母位于字符矩阵的第四行和第四列交会处，就会等待第四行和第四列同时闪烁。当这两个条件同时满足时，用户的大脑会产生两个 P300 事件相关电位。通过检测两个电位的时间差，系统就可以确定用户选择的字符是"V"。这个过程需要经过训练，用户需要学会专注于所需字符的闪烁，一旦掌握，就可以实现通过纯粹的思维来控制文字输入。

然而，P300 事件相关电位的应用需要高度准确的脑电信号监测和处理，因为电位的时间和幅度差异非常微妙。这意味着脑机接口系统必须具有出色的信号处理和解析能力，以确保用户能够有效地与设备互动。

对于非侵入式脑机接口来说，其测量的是整个大脑神经活动产生的电信号，难以区分不同部位的信号，而且隔着头骨和头皮，信噪比很差，只能实现一些较简单的功能，如情绪检测、机械式人机交互等。而侵入式电极被放置在大脑皮层，甚至更深层，能够获得更强烈的、干扰更小的信号。但是，使用侵入式电极需要找到所需功能对应的大脑区域，切开头皮，在头骨上钻洞，然后把电极插进暴露出的大脑皮层。对于一些高位截瘫患者来说，与无法行动相比，开颅安置脑机接口是一个较好的选择。

第一个把电极植入患者大脑的企业是美国 Cyberkinetics 公司。该公司采用"卢克机械臂"配备的犹他电极阵列，研发了一款叫作"大脑之门"的脑机接口设备。2004 年，他们把"大脑之门"植入四肢瘫痪的马修的大脑中，使马修可以用意念控制计算机上的鼠标移动，并打开邮件。2012 年，"大脑之门"已经能够操控一台多关节机械臂抓取桌上的饮料，让同样瘫痪的凯茜能够通过自己的意念喝到饮料。

2.2.3 再次行走计划："瘫痪"的足球少年

脑机接口帮助瘫痪患者重新站起来的一个为人所知的例子，即 2014 年在巴西世界杯开幕式上开出第一脚球的"足球少年"。

在盛行足球文化的巴西，几乎每个少年都拥有自己的足球梦想，朱利亚诺·平托就是万千巴西足球少年之一。然而，平托的梦想却因为一场意外车祸而破灭。尽管平托幸运地从车祸中存活了下来，但胸部以下的肢体完全失去了知觉，也就是常说的高位截瘫。在数年轮椅生涯中，他的大脑与下肢的控制神经被完全切断，他不仅无法控制下肢，连获得触碰足球的感觉也成为奢望。

2013 年，由于"再次行走计划"，平托的人生出现了转机。"再次行走计划"是一项由美国杜克大学神经科学家米格尔·尼科莱利斯主导的国际联合项目，该项目汇聚了来自世界各地的神经科学家、机械工程师、神经康复专家等各类专业人士。

尼科莱利斯创立该项目的终极目标就是利用科技改变瘫痪者的生活质量，而研究团队制造的外骨骼装置就是帮助他们实现这一愿望的最佳设备。2013 年的寒冬，平托和 7 位同时加入"再次行走计划"的瘫痪患者开始了超越常人所见的外骨骼装置训练。这 7 位患者的症状与平托的症状基本一样，都是因脊椎受损、下肢瘫痪而失去了行走能力。

机械外骨骼装置使用的其实就是脑机接口，患者头部安装收集大脑电信号的装置，这些信号会通过无线设备传输到他们背上携带的计算机中。在这里，来自大脑的电信号（在外骨骼装置中为运动信号）会被计算机转换成运动指令。接收到指令后，外骨骼装置就能稳定患者的躯体，并根据信号让机械肢体前进或者后退。从患者大脑发出信号，到控制外骨骼运动，整个过程大约只需要 300 毫秒就能完成。

在尼科莱利斯的外骨骼装置中，每一只机械下肢的顶端都配置了一块可以感受温度、压力和距离的感受器，研究团队将其称作人造皮肤。通过这块感受器，患者能够感受到来自脚部的感觉，他们不仅能够利用机械外骨骼做一些想做的动作，还能够知道自己走路的状态。

平托在使用外骨骼训练一年后，就登上了巴西世界杯的开幕式。在万人瞩目的圣保罗科林蒂安球场上，他使用外骨骼，轻轻踢动了巴西世界杯的第一球。他在开球成功后说的第一句话就是："我感受到足球了！"这一刻的到来实属不易，从瘫痪到再次感觉到这种丢失已久的感受，平托等待了 8 年。

2016 年，尼科莱利斯团队发表了有关外骨骼训练的第一项临床报告，其中就包括对平托在内的 8 名患者病情改善的介绍，所有患者在接受外骨骼训练后，都恢复了部分被切断的神经功能。在那之后，平托恢复了自主运动腿部肌肉的能力，瘫痪的肢体部分也能够重新感受到触觉和痛觉。还有些患者在很大程度上恢复了控制膀胱的能力，心血管功能也得到改善，生存质量有了很大提升。

2.2.4　机械假肢有多灵活

可以说，足球少年平托行走的一小步，成为脑机接口发展史上的一大步。

2015 年，巴西世界杯第二年，哈佛大学某座公寓的地下室出现了一位同样装着机械假肢的青年——某次意外的学校实验室爆炸事故让他的右臂不幸被截肢。哈佛大学脑科学中心的博士生、来自中国的韩璧丞是他的同事，当时已经在带领一个名为"BrainCo"的脑机接口团队，并在底层技术上有了一定的积累。当得知同事这次令人遗憾的事故后，韩璧丞想："能不能用自己的专业研究成果，给这位截肢的朋友做一只随心而动的机械手？"于是，一款金属色的机械手随后出现在了截肢青年的右臂上。尽管机械手功能有限，交互体验难称灵敏，但一只由大脑控制的机械手还是让患者觉得"非常酷"。

后来，BrainCo 发展成一家独立进行研发的脑机接口企业。2019 年，BrainCo 做出了全球第一款脑控机械假肢产品——BrainRobotics 智能仿生手。BrainRobotics 能够采集残疾人士残肢末端的肌电神经电信号，利用深度学习算法还原残疾人士的运动意图，并让假肢执行相应的动作，做到"手随心动"。这一产品获评为《时代》杂志 2019 年百大最佳发明，并登上了杂志封面。2021 年 12 月，BrainRobotics 智能仿生腿正式发布，智能仿生腿能够在 1 秒内采集 2 万个肌电神经电数据点，并识别出用户意图。

除 BrainCo 外，在学术界，脑机接口在瘫痪患者的假肢控制上也获得了诸多突破。

2015 年，美国休斯敦大学的研究人员开发了一款基于脑电图的系统，让一位截肢患者成功凭借意念控制假肢抓取物体，如水杯、信用卡等。当然，还有其他基于脑电图的系统，包括控制下肢外骨骼和使用意念控制机械臂的外骨骼设备。

2016 年，《自然》杂志旗下期刊《科学报告》发表文章，美国明尼苏达大学的研究者宣布取得一项重大突破——让普通人在没有植入大脑电极的情况下，凭借"意念"就可以在复杂的三维空间内实现对物体的控制，包括操纵机械臂抓取、放置物体和控制飞行器飞行。研究人员通过一项包含 64 个电极的脑电图帽子，记录受试者大脑中的微弱电流活动。随后，这些信号被输入一台计算机，利用先进的信号处理技术和机器学习算法，这些"思维信号"被转化为行动。这是世界上首次在没有电极植入大脑的情况下，只靠思维操控机械臂在复杂的三维环境中抓取物体，受试者只需通过想象，就能真实地移动机械臂。

2019 年，美国犹他大学生物医学工程团队在《科学机器人》期刊上发布研究，其开发的犹他斜电极阵列（Utah slanted electrode array，USEA），由 100 个微电极和导线组成，可以植入截肢者前臂的神经，并与身体外部的计算机相连。通过这一电极阵列，研究人员可以解析来自患者手臂的神经信号，通过计算机将它们转换成数字信号，然后指挥机械手臂移动。更重要的是，除了实现用大脑信号对机械手臂进行控制，研究人员还实现了大脑对机械手臂的触觉感知。截肢患者佩戴装有这一信号系统的卢克臂，可以像正常人一样对软的或硬的物体产生触觉，从而能够执行一些精细的任务，如拿起一颗鸡蛋或摘下一颗葡萄，而不至于过度用力将其捏碎。

2020 年，《科学》杂志子刊《科学转化医学》也发表了脑控假肢领域的一篇重磅文章，披露来自美国密歇根大学的研究人员利用一种新的神经接口技术，开发出一款由意识精密控制的假肢。具体而言，研究人员通过放大截肢患者手臂末端神经发出的微弱信号，让截肢患者实现了对其佩戴的假肢手指的实时、精密控制。这款"科幻"假肢可以轻易拿起积木，准确地将积木放到预定位置。每根手指都能精确控制，日常生活操作与常人无异。

2022 年，来自美国约翰斯·霍普金斯大学应用物理实验室的研究团队，为一位瘫痪患者在大脑两边植入脑机接口，并用脑机接口控制两只机械臂使用餐刀和餐叉，使其实现了自主进食。

这项研究工作最早开始于三年前。那时，参与该研究的罗伯特已经瘫痪了三十余年。在一次事故中，他的脊髓受到损伤，导致肩膀以下完全瘫痪，胳膊和手腕只剩下微弱的功能，从此再也无法像正常人一样生活。

2019 年，罗伯特同意加入约翰斯·霍普金斯大学发起的这项名为"假肢快速成型计划"的研究项目，该项目的目标是让患者能够自由控制外部设备，同时能够感知到肢体接触的物理刺激。在巴尔的摩市约翰斯·霍普金斯医院进行了长达 10 小时的开颅手术后，研究团队成功地把 6 个微型电极阵列植入罗伯特大脑的两侧，其中 3 个电极植入运动皮层，3 个电极植入感觉皮层。这些电极只有绿豆粒大小，它们通过非常细的电缆延伸到大脑外部，并与计算机连接，以采集和分析大脑神经信号。

最终，在演示视频中，罗伯特用自己的"意念"控制两只机械臂，左手用餐刀切下一小块蛋糕，右手用餐叉将蛋糕缓缓举起并送入口中。整个动作流程耗时一分多钟，这对于正常人来说轻而易举，对于瘫痪患者却是一个不可能完成的任务。

无疑，通过脑机接口实现对运动假体快速、灵活、柔顺的控制，是一个复杂而渐进的过程，这需要长期的人力投入与学科协作，更需要有自愿受试的冒险家和社会的持续关注。这一过程也会推动越来越多的肢体障碍患者借助脑机接口这种科幻式的技术重新站立起来，再次行走。事实上，从某种意义上说，人体神经对运动的控制是基于一种经过千百万年进化形成的"脑机接口系统"。脑机接口试图搭建的复杂系统正是人类的第二躯体，而人类对自身的认识也将伴随对自身的再创造和持续更新。

2.3 让"失联者"重建与世界的联系

除了帮助人行走，脑机接口在医学方面另一个重要的发展方向，就是帮助一些在基本的语言表达上存在问题的患者重新建立与世界的联系。

在这个世界上，还有这样一群人，他们因为患有闭锁综合征或渐冻症，自身机体几乎所有的自主控制肌肉都已经瘫痪，无法发声，有的仅能依靠眼球移动来交流。更残酷的是，他们的意识没有问题，只是被困在了一个不能移动、不能发声的躯壳里。

脑机接口能做的，就是重新为他们架起一座和世界沟通的桥梁。

2.3.1 用意念打字成为现实

在众多研究脑机接口的科研团队中，斯坦福大学霍华德·休斯医学研究所科学家费兰克·威利特所在的团队绝对是值得关注的一个。

最早在 2017 年，霍华德·休斯医学研究所和斯坦福大学的联合团队就招募了三名四肢瘫痪的志愿者，在他们大脑的运动皮层植入了脑机接口。这些志愿者需要想象使用手臂或手移动光标，利用计算机记录此刻的脑电信号并进行分析处理。这样，他们就能自如地在屏幕上移动光标，选取想要的字符。当时，志愿者的测试结果大约是每分钟打 40 个字符。

不过，当时的这项研究，脑机接口的主要功能还是恢复患者的"运动技能"，如借助脑机接口设备操控机械臂移动计算机光标、点击字母输入等。

当年的技术让瘫痪患者实现了打字。四年后，2021 年，霍华德·休斯医学研究所和斯坦福大学的联合团队让脑机接口的发展又进了一步，研究人员首次破译了"与手写笔迹相关"的大脑活动，可以让瘫痪患者不用手也能够快速打字。

具体来讲，研究人员开发了一套大脑皮质内脑机接口系统，这套系统可以从大脑运动皮层的神经活动中解码瘫痪患者想象中的手写动作，并利用递归神经网络（recursive neural network，RNN）解码方法将这些手写动作实时转换为文本。就试验结果而言，借助这套系统，受试者（因脊髓损失瘫痪）每分钟可以打出约 90 个字符，是以往利用此类脑机接口设备打字记录的两倍多，并且在线原始准确率达到 94.1%，自动更正后的离线准确率超过 99%。

在试验展示中，有一位是参加了四年前研究的志愿者，被称作 T5，他因为脊髓受伤，颈部以下都已经瘫痪。在此次研究中，他的控制右手和右臂运动的大脑区域被植入了两个微小的电极，大小和阿司匹林药片相当。

T5 要做的就是在大脑中想象自己在写字，此时电极会接收神经元发出的信号，并传输到计算机中。研究者先要验证的就是，这么多年没有握笔写字，大脑的神经活动信号是否还能表征写字过程。

要知道，英文的每个字符形状不一，书写的方式和速度也有差异。于是，研究者比对了虚拟笔尖的运行速度与神经活性，引入了非线性降维方法（t-SNE）对每个试验的神经活动进行二维可视化。这种方法能够清晰地展示每个字符的神经活动簇，以及运动编码过程。根据预测，研究者根据神经活动判断字符的准确率有 94.1%。这一结果说明，大脑没有忘记写字，它们可以正确地表征字符信息。

下一步，需要用算法破解这些信息，还原出真实场景下 T5 所写的不同字符拼凑的长句。研究者引入递归神经网络来完成这一任务，递归神经网络需要做的就是将神经活动转化成描述字符的概率。

T5 需要完成的字符包括 26 个小写字母和逗号、问号等符号。每当 T5 尝试自己写出一个句子时，计算机就会实时收集神经活动数据并用来训练递归神经网络。T5 花了大约 5 天时间在头脑中想象书写，每天需要临摹系统给出的 7～10 个句子，最终形成了 7.6 小时、3.1 万多个字符的数据集。

在这一过程中，递归神经网络逐渐"学会"区分不同字母对应的脑电信号。除这些数据训练外，递归神经网络还要接受自己从未接触过的句子，以此来评估它的表现。

经过这些训练，递归神经网络的表现究竟如何呢？在实际测试中，T5 会根据屏幕提示重写每个句子，算法会将自己破解的字符同步展示在屏幕上。通过这种方式，T5 每分钟能够打出 18 个词，也就是 90 个字符。而 4 名志愿者玩手机打字的速度在每分钟 115 个字符左右。即使自由回答问题，T5 的输入速度也能够达到每分钟 15 个词（约 73.8 个字符）。这比四年前的技术速度快了 1 倍。

当然，神经算法也并不是绝对完美的，复制句子时，每 18～19 个字符会出现一个错误；自由发挥时，每 11～12 个字符会出现一个错误。不用担心，植入输入法中的自动纠错程序，同样能够应用到脑机接口中。经过纠错处理，错误率会下降到 1% 左右。

2.3.2　让失语者开口"说话"

除了让瘫痪患者实现用意念手写字母外，2022 年，霍华德·休斯医学研究所和斯坦福大学的联合团队又宣布了新的研究进展。

这次，他们展示了一种可以将与语音相关的神经活动转化为文本的脑机接口（语音脑机接口），这也是第一个大脑皮质内微电极阵列记录脉冲活动的语音到文本脑机接口，可以帮助因患有中风、渐冻症等疾病而无法说出清晰语句的人们。那么，帮助中风、渐冻症患者"开口说话"是怎么实现的呢？

我们已经知道，大脑通过神经元之间的电信号来传递信息。当我们说话时，特定区域的神经元会变得活跃，产生一种被称为神经活动的信号。这些信号在不同的时间点上以不同的方式出现，而研究团队正是通过捕捉这些神经活动并将其转化为文字，使患有语言障碍的人们可以重新与世界交流。

具体来看，研究团队在患者的大脑内植入了一些微小的电极，这些电极可以记录神经活动。这就像在大脑内安装了一种微小的监视器，用来追踪大脑的活动。科学家使用了一种被称为解码算法的工具来处理这些神经活动信号。这个算法的工作方式有点像翻译。

首先，它将不同电极记录到的神经活动信号进行整合和平滑化，就像把不同的音符合并成一个流畅的音乐旋律。其次，研究团队使用递归神经网络技术，将这些神经活动信号的时间序列转化为每个音素的概率。音素是语言的最小发音单位，就像字母是书写的最小单位一样。这个递归神经网络就像一个聪明的翻译师，试图理解大脑活动信号并将它们转化为可能的音素。

但是，这还不够，因为我们说话时不仅是发出音素，还需要将它们组合成有意义的句子。为了做到这一点，科学家将音素概率与一个巨大的语言模型结合。这个模型可以理解哪些音素可以组合成有意义的词语和句子。最终，这个系统就可以将患者的大脑活动信号翻译成文字，展现在屏幕上或通过声音播放出来。这使语言障碍患者能够用文字的方式进行交流。

试验结果显示，这种脑机接口可以让有语言障碍的患者以每分钟 62 个单词的速度进行交流，逐渐接近自然对话的速度。这意味着，通过皮质内语音脑机接口，我们可以帮助那些失去说话能力的人重新融入社交和日常生活，为他们带来新的希望和机会。

随着脑机接口的飞速发展，今天，越来越多的失语者能够借助脑机接口开口说话，重新和世界建立联系。2023 年，《自然》杂志发表的两项研究表明，两名因严重瘫痪而无法说话的患者通过采用侵入式脑机接口，能够以前所未有的准确性和语速与他人进行交流。

两项研究相互独立，分别来自美国斯坦福大学团队和加州大学旧金山分校团队。其中，来自斯坦福大学的研究团队开发了一种脑机接口装置，可以将细小的电极阵列插到患者的大脑中，收集单个神经细胞的活动，并用人工神经网络来解码患者试图说出的话语。

斯坦福大学研究团队的研究结果表明，一位渐冻症患者使用这个装置能够以每分钟 62 个词的速度进行交流，这比以前装置的速度提高了 3.4 倍，接近正常语速。这项技术还将 50 个词的错误率降低到了 9.1%，是之前最先进的脑机接口的 2.7 倍。更令人兴奋的是，这个装置还可以处理 12500 个词，虽然错误率略高，但这是一个巨大的突破。

来自加州大学旧金山分校的研究团队则开发了一种不同的装置，将电极覆盖在大脑表面，可以同时捕捉多个细胞的活动。这个多模式脑机接口可以将大脑信号转化为文字、语音和头像进行控制。研究团队通过深度学习模型解码一位因脑干中风而严重瘫痪的患者的神经数据，患者试图默默说出句子。结果显示，大脑信号可以以每分钟 78 个词的速度转化为文字，错误率为 25%。当将信号转化为语音时，372 个词的错误率为 28.2%，但随着词汇量减少，错误率也降低。

两项研究在对植入物的设计上存在显著差异。斯坦福大学研究团队使用皮质内微阵列，即犹他电极阵列，加州大学旧金山分校研究团队使用体积更大的皮层脑电极。

21 世纪初，皮层脑电极被用于接受耐药性癫痫手术的患者，以记录患者与语言、运动相关的大脑信号。犹他电极阵列由硅制成，植入大脑皮层，已获得美国食品药品监督管理局的商业许可。

斯坦福大学研究团队开发的脑机接口装置，可以通过插入大脑的细电极阵列收集单个细胞的神经活动，并训练人工神经网络解码患者想说的内容。植入患者大脑皮层的传感器是微小硅电极方形阵列。每个阵列包含 64 个电极，共 128 个微电极。微电极彼此间隔的距离约为信用卡厚度的一半。植入大脑皮层的电极阵列最终被连接到计算机上。

加州大学旧金山分校研究团队在患者大脑皮层表面放置了一个像纸一样薄的矩形电极阵列，该电极阵列共包括 253 个电极，位于与口面部运动相关的皮层区域。每个电极记录成千上万个神经元的活动。一根电缆插入固定在患者头部的端口，将电极连接到一组计算机。

音素是形成口语的语音子单位。加州大学旧金山分校研究团队并没有训练人工智能识别整个单词，而是创建了一个系统，可以从音素中解码内容。在研究中，患者与研究团队一起训练系统的人工智能算法，识别与音素相关的大脑信号。训练内容涉及由 1024 个单词构成的不同短语，直到计算机识别出与所有基本语音相关的大脑活动模式。

　　该团队还借助软件对患者的头像进行动画处理，该软件由一家制作人工智能驱动的面部动画的企业开发。研究人员创建了机器学习流程，使该软件能够与患者试图说话时大脑发出的信号结合，并将这些信号转换成其脸部的动作。例如，下巴张开和闭合、嘴唇突出，以及幸福、悲伤、惊讶等面部动作。研究团队还设计了一种合成语音算法，通过截取患者在婚礼上的演讲录音，再进行个性化处理，使其"发声"。

　　现阶段，我国因为各种神经系统疾病导致的失语症患者，每年新增 100 万人左右，包括渐冻症、脑卒中、脑肿瘤患者，以及车祸导致的高位截瘫患者、脑干损伤导致的失语患者等。美国国家耳聋和言语疾病研究所主任黛巴拉·图奇曾经表示"交流是社会运转的关键"，而脑机接口无疑给了这些被身体囚禁的人重新与他人正常交流的机会。

2.4　一个关于快乐的开关

　　对于很多现代人来说，快乐是一件困难的事，抑郁症话题频频引发大众关注。

　　据世界卫生组织统计，抑郁症已经成为全球范围内的主要精神疾病之一，抑郁症对人们生活质量和健康的影响已经超过了心脏病、癌症等重大疾病。世界卫生组织估算，全球共有约 3.5 亿名抑郁症患者，每年大约有 100 万人因为抑郁症自杀。到 2030 年，全球应对精神障碍预计将耗资 16 万亿美元。《2022 年国民抑郁症蓝皮书》显示，我国抑郁症患者高达 9500 万人。

抑郁症是一种常见的精神疾病，患者长期处于情绪低落、自我否定、失去兴趣和活力等负面情绪中。一直以来，抑郁症模糊的病因、发病机制和漫长的治疗过程都使人心生畏惧。更糟糕的是，对于许多抑郁症患者来说，药物治疗和心理治疗等传统治疗方法并不能彻底缓解症状。如果我们通过技术手段在大脑中植入一个快乐开关，那么情况会怎样呢？

事实上，这个关于快乐的开关已经摆在了我们面前，那就是脑机接口。现在的问题是：你会选择按下这个开关吗？

2.4.1　治疗抑郁症的最优解

不得不承认，用脑机接口治疗抑郁症，似乎天然就是最优解。

拥有近三十年抑郁经历的作家安德鲁·所罗门在《正午之魔：抑郁是你我共同的秘密》一书中这样描述抑郁症：

"没有什么，'只是'化学过程。阳光照耀大地，那也只是化学作用；岩石坚硬，海水咸涩，春日午后的微风拂来怀旧之感，蛰伏在漫长冬季皑皑白雪中的渴望和想象因而蠢蠢欲动，这些都是化学作用。"

事实上，今天，尽管我们可以把抑郁症归因于大脑中异常的化学反应，但必须承认的是，没有人能够说清这些物质运动与我们的想法和感受之间的联系，也没有人能够说清抑郁症的成因和病理，达成共识的只是个体的生物学基础——大脑的构造和其中神经的变化。

人有超过 860 亿个神经元，每个神经元有一千到一万个迅速变化的突触，我们还远远没有做到能让它各自运转得恰到好处。大脑中有几十种神经递质，作用于某种递质的干预方式可能也会同时影响另一种递质，进而影响机体的功能。而心理咨询、药物治疗，以及像电击治疗这样的物理疗法，最终都是在调整大脑内部的物质运动，使其回归某种平衡。

值得一提的是，尽管目前对于抑郁症已经有多种治疗方案，临床常用抗抑郁药物几乎均靶向增强神经递质 5-羟色胺和去甲肾上腺素功能，约 2/3 的患者在长期治疗后可获缓解，但仍有超过 30%的患者治疗无效，而难以治疗的这部分抑郁症就被称为难治性抑郁症（treatment resistant depression，TRD）。难治性抑郁症的治疗成本更高，患者的疾病负担更重。

在这样的背景下，脑机接口作为一项涉及使用电极来监测大脑活动并将神经信号解码为计算机命令的技术，为治疗抑郁症提供了新的希望。

脑机接口治疗抑郁症的原理，就是将患者的大脑与外部计算机或其他设备连接，以监测和调控患者的大脑活动，从而缓解其抑郁症状。

具体来看，脑机接口需要监测患者的脑电信号，通常使用脑电图或其他神经成像技术，如功能性磁共振成像、脑磁图等。这些技术可以捕捉大脑不同区域的电活动。接下来，通过分析这些脑电信号，研究人员可以识别与抑郁症相关的大脑区域和模式。抑郁症通常伴随大脑活动异常，如前额叶皮层低活跃度、杏仁核过度活跃等。

一旦识别出与抑郁症相关的脑活动模式，脑机接口就可以提供实时的脑反馈。患者可以看到他们的脑活动在屏幕上以某种方式呈现，这有助于其更好地了解自己的大脑状态。此外，脑机接口还可以提供干预，通过神经反馈训练帮助患者调整脑活动模式。

一些脑机接口系统甚至可以实时干预大脑活动，通过非侵入性方式，如经颅直流电刺激（tDCS）或经颅磁刺激（TMS），来改变大脑区域的活跃度，以恢复正常的脑活动模式。

值得一提的是，脑机接口治疗是一种个性化的大脑活动模式，每个人的大脑活动模式都是独一无二的，因此脑机接口可以根据每个患者的需求进行调整。这意味着，脑机接口可以成为一种更有针对性和有效性的治疗方法，可以针对不同患者提供个性化的帮助。

已有的研究表明，脑机接口治疗抑郁症的结果令人充满希望。例如，2018 年发表在《转化精神病学》杂志上的一项研究就显示了脑机接口治疗抑郁症的积极结果。该研究涉及 23 名接受脑机接口治疗的中度至重度抑郁症患者。经过六周治疗，参与者的抑郁症状显著改善，这种改善在治疗结束后 6 个月仍然持续存在。

2020 年发表在《自然人类行为》杂志上的另一项研究发现，脑机接口治疗可以有效减轻一小部分参与者的抑郁症状。该研究涉及 10 名难治性抑郁症患者，患者接受了为期 12 周的脑机接口治疗。结果显示，10 名患者中有 7 名患者的抑郁症状明显减轻，其中 4 名患者获得完全缓解。

接受脑机接口治疗抑郁症的个体经历的变化是显著的。许多抑郁症患者在绝望和无法控制自己的症状中挣扎。脑机接口治疗可以帮助患者更好地控制他们的症状，可以增强他们的生活能力并帮助他们感到更加自信和有弹性。在某些情况下，脑机接口治疗甚至可以完全缓解抑郁症状，让个人恢复生活质量并恢复正常活动。

除心理上的好处外，脑机接口治疗还可以对身体健康产生积极影响。抑郁症通常与炎症和其他生理变化有关，这些变化会增加其他健康问题（例如，心血管疾病）出现的风险。通过减少抑郁症状，脑机接口治疗还可以帮助减少炎症和其他与抑郁相关的生理变化，从而改善人体的整体健康状况。

2.4.2　人为制造"快乐开关"

2020 年底，基于脑机接口治疗抑郁症的美好设想，上海瑞金医院开始了对相关项目的研究，有 26 位患者参与研究。2023 年公布的研究结果显示，运用脑机接口对神经进行调控，患者术后抑郁症状平均改善率超过 60%。在首批参与临床试验的 26 名患者中，已经有人主动向外界讲述自己的奇妙经历。

该项试验全称为"脑机接口神经调控治疗难治性抑郁症临床试验"，其试验原理是：通过手术在患者胸腔植入一个"脑起搏器"，并在脑中植入两个电极，由"脑起搏器"控制电极。当患者打开"体外开关"时，就能瞬间开心起来。手术完成后，在医生的帮助与调整下，患者找到适合自己的神经刺激模式，就可以通过程控器（调整刺激参数的装置）和手机小程序连接，来调节自己的情绪。

其中，手机上的小程序分别有工作、休息和休闲三种模式。工作模式是正常人状态，休息模式类似低刺激模式，患者会回到抑郁状态，休闲模式的刺激强度则处于前两者之间。每次切换模式都会刺激一个新靶点，这就意味着刺激不会产生耐受性。

从脑神经科学原理来看，脑起搏器通过电流刺激大脑前端的神经核团，抑郁症状随之消失，这是因为经电极刺激后，大脑内的多巴胺含量明显增加。这从神经递质的生物化学和生物物理学方面获得了验证。

在进行试验时，为保证试验结果的真实性，临床试验需要双盲，即评估组只评估患者状况，调控组负责切换程序，或者给患者关机。换句话说，评估的医生不知道患者的设备是否开机，以及刺激的程度如何。患者也不知道自己是否正在接受刺激，这样就能够避免一些心理因素影响试验，两组患者起到对照作用。其中，每个人对电流刺激的反应都不一样，有的人可能在临床试验中没有什么感觉，有的人却特别敏感，能够更清晰地感受到快乐。

吴晓天就是参与该项目的试验者之一。吴晓天31岁，已经患抑郁症16年。抑郁症常常让他大脑空白，连"你好"这样简单的问候语都卡在喉咙里。最严重的时候，他一整天躺在床上一动不动。

2022年1月，吴晓天选择了上海瑞金医院功能神经外科的临床试验进行治疗。手术共分两步，第一步在患者头骨两侧各开一个小孔，利用微创手术将电极线固定在大脑皮层上，再用特殊材料把头骨的孔封上。几天后进行手术的第二步：将大脑皮层或者脑神经核团处的电极从颈部皮下引入胸口处。同时，在胸口开个小口子，将脑机接口的核心部件脑起搏器或电磁脉冲发生器与电极相连。

手术后，吴晓天胸部多了一个凸起和一道手术疤痕，以及看不见的颅内电极。手术三天后，吴晓天迎来开机的关键时刻。"没有大家想象的那么吓人，没有什么不舒服的感觉，就是瞬间觉得清醒了、愉快了。"

吴晓天表示，这一技术对自己非常有帮助，但也有一些需要注意的地方。在接受手术三四天后，吴晓天发现自己没有刚开始的那种感觉了，平静和愉悦的感觉开始慢慢减缓，抑郁的感觉似乎在逼近。医院帮助吴晓天远程操作，切换参数。每次切换完参数，他都会感觉好一些，但是，过一段时间，感觉又不那么明显了。后来，方案几经调整。例如，调整为一秒切换一次模式，前一秒是刺激强度较弱的"休息模式"，后一秒是刺激强度较强的"工作模式"。

吴晓天表示，每次一开一关，就是一种突然能呼吸，又突然窒息的感觉，非常难受。如此反复 3 个月后，吴晓天向瑞金医院功能神经外科主任、脑机接口神经调控中心主任孙伯民提出，是否可以让自己来调控程序。

吴晓天是患者中神经较为敏感的，植入脑机接口后，前后状态相差较大。孙伯民赞同吴晓天的想法，支持让吴晓天自己调控参数。后来，吴晓天在手机中装了一个小程序，其中有工作、休息和休闲几种模式。在工作模式下，他就是正常状态；在休息模式下，他就立刻回到抑郁状态；休闲模式的刺激强度居中。每次切换模式，电极就会刺激一个新靶点，这样就不会让他产生耐受性。

经过一年多的时间，吴晓天的抑郁症明显改善。他的工作是经营民宿，这份工作很适合他喜欢跟人打交道的性格。他的唱歌水平也在一场场演出中提高了。瑞金医院功能神经外科主任、脑机接口神经调控中心主任孙伯民表示，吴晓天的抑郁症改善率达到 90%。

2021 年的一部纪录片中记录了另一位参与瑞金医院临床试验的患者开机时的情景。在整个过程中，患者比较平静，而医生则不断进行调试。这位患者长年失眠，被诊断为抑郁症多年，他寄望于脑机接口能够让他睡个好觉——这是 40 多岁的他最大的奢求。

当然，并不是每位受试者都有如此的效果，但总体改善情况是明显的。孙伯民介绍，参与研究的 23 位患者，术后抑郁症状平均改善超过 60%。对于难治性抑郁症来说，60%的改善率已经非常不容易了。

2.4.3　神奇的大脑数字药丸

除瑞金医院开发的脑起搏器外，2023 年 1 月，Inner Cosmos 脑机接口公司也推出了一种治疗抑郁症的脑机接口设备。Inner Cosmos 推出的首款用于治疗抑郁症的脑机接口设备被称为"大脑数字药丸"，那是一种类似人工耳蜗的微型植入物，未来有望治疗其他认知障碍疾病。

目前，Inner Cosmos 大脑数字药丸已经安装在第一位患者的头骨中，以治疗他的抑郁症。现在，该公司正在等待开始第二次人体试验。实际上，这项技术早已公开，美国密苏里州圣路易斯的试验患者计划已对 Inner Cosmos 的这种脑机接口设备进行了为期一年的测试。

值得一提的是，Inner Cosmos 大脑数字药丸被认为是迄今为止体积最小、侵入性最小的技术，植入物只有一美分硬币大小。该设备包括两部分：一部分是位于用户头皮下的电极，另一部分是卡在用户头发上的为设备供电的"处方药盒"。

电极是植入物，只有指甲盖那么大，可以植入皮下，紧靠颅骨，看上去不显眼。"处方药盒"很小，可以卡在头发上，为设备供电。临床医生不需要在现场，就可以做到这一点。植入物可以向受抑郁影响的大脑区域——左侧背外侧前额叶皮层——每天发送一次脉冲，持续15 分钟，医生随时可以查看仪表板，了解患者大脑的实时状况。不进行治疗时，外部设备不需要放在患者头上。

2.4.4 "快乐开关"安全吗

与任何新技术一样，在广泛采用脑机接口治疗抑郁症之前，我们还需要回应相关的技术伦理问题。我们究竟应该如何看待这种调控情绪的神奇技术？在你的大脑里植入快乐开关，你愿意吗？

当然，我们首先还是要肯定这项技术的创新意义。实际上，在今天，脑机接口作为一种新型医疗器械，已经受到了越来越多的关注。除帮助肢体障碍患者外，脑机接口用于精神疾病的治疗也是一个新的突破。目前的抑郁症治疗方式，如认知行为疗法、药物疗法等，并非完全有效，而且不能停止治疗，否则就会复发。因此，脑机接口似乎开启了治疗抑郁症的新天地。此外，通过采用这项技术，科学家可以进一步了解抑郁症的发病机制。

以目前的情况而言，接受脑机接口治疗的都是重度且药物已经失效的患者。当然，更多的患者抱着试一试的心态尝试脑机接口。从瑞金医院的临床试验结果来看，脑机接口无疑显示出了令人振奋的效果，部分患者能够重获快乐的感觉。

除治疗抑郁症外，脑机接口还可以针对大脑中其他的特定神经靶点，治疗更多的大脑神经疾病，如双相情感障碍、精神分裂症等。只要通过植入大脑的电极刺激大脑中的特定运动神经，遏制大脑的异常放电，就能有效地调控人体情绪反馈。

当然，这项技术如果进入应用阶段，还有一些问题需要关注。例如，正常人是否能够为了快乐而植入脑机接口？这涉及自由意志、人类幸福和自我决定权。因此，在使用脑机接口追求快乐时，我们必须权衡短期幸福和长期幸福之间的关系，以及是否存在潜在的风险和滥用的可能性。与此同时，每个人对抑郁和快乐的感知是不一样的。谁来判断是否快乐？脑机接口或脑起搏器会不会成为新的"电子毒品"？

数据隐私和安全也是一个不容忽视的问题。脑机接口需要收集大量敏感的神经数据，如何保护这些数据以防滥用和侵犯隐私是至关重要的。我们需要制定严格的数据安全标准和监管机制，以确保患者的隐私得到妥善保护。

此外，还需要进行更多的研究来确定脑机接口治疗抑郁症的长期有效性，及其是否有可能帮助抑郁症患者的特定亚群，如难治性抑郁症患者。

虽然脑机接口治疗抑郁症仍处于早期发展阶段，但潜在的益处是巨大的。抑郁症是一种复杂的多方面疾病，没有一种放之四海而皆准的治疗方法。脑机接口有可能提供一种创新方法来治疗抑郁症，并且可以为个体定制独特的大脑活动模式。

作为治疗抑郁症这种复杂疾病的一种令人兴奋的创新方法，脑机接口有望彻底改变心理健康领域，并为亿万与这种疾病做斗争的人带来希望。虽然这项技术目前仍处于早期发展阶段，但随着持续研究和投资，未来有一天可能成为抑郁症患者的首选治疗方案，为人们带来高质量的生活。

2.5　数字疗法和脑机接口强强联合

现在，我们生病需要治疗，传统的治疗方式就是以药物和医疗器械作为主要治疗方案。试想有一天，我们去医院看病，医生开具的处方不是药物，而是一款软件，并且嘱咐我们"回去记得每天玩 15 分钟"。这看起来让人难以理解的一幕，在不久的将来或许就会成为诊室里真实发生的事情。带来这一改变的，就是一项基于数字技术而诞生的新的治疗手段——数字疗法。

数字疗法是数字医疗的细分领域，是数字化技术带来的又一个创新空间。从概念到落地，在数字疗法的发展过程中，脑机接口为其带来更多的创新。当前，数字疗法作为一种全新的数字健康解决方案，已经开始进入人们的生活。

2.5.1　数字疗法是什么

早在 1995 年，美国波士顿约瑟夫·克维达博士牵头的一个项目，试图建立一套与传统诊疗方式明显不同的"一对多"医疗服务技术系统，成为数字疗法概念建立的滥觞。2010 年，美国食品药品监督管理局批准了全球首个数字疗法产品。

2012 年，数字疗法概念已经在美国流行。根据美国数字疗法联盟的官方定义，数字疗法是一种基于软件、以循证医学为基础的干预方案，用以治疗、管理或预防疾病。通过采用数字疗法，患者得以循证治疗和预防、管理身体、心理和疾病状况。数字疗法可以独立使用，也可以与其他疗法配合使用。

更简单一点来理解，在传统治疗中，患者往往根据医生开具的处方去药房取药，数字疗法则是将其中的药物更换为某款手机软件，当然也可能是软件与硬件结合的产品。数字疗法可能是一款游戏，也可能是行为指导方案，其作用机制是通过行为干预，带来细胞甚至分子生物学层面的变化，进而影响患者的疾病状况。

就像常规药品一样，数字疗法也包含数字化形式的"数字化活性成分"和"数字化辅佐剂"。"数字化活性成分"主要负责临床治疗获益，"数字化辅佐剂"则包括虚拟助手、自然语言处理系统、数字化激励系统、数字化药品提示；与医生交流的信息、与其他患者交流的信息，以及临床诊疗记录信息等。"数字化辅佐剂"是确保患者获得最佳体验，并且长期应用数字疗法的必要元素。

举个例子，我们因为慢性失眠问题去看医生，传统的治疗手段有两种：一种是医生开具安定等处方药物。另一种是需要医生面对面进行的认知行为治疗，不过这种临床一线非药物干预方法受到医生数量、时间和空间的限制，应用效果不佳。

这个时候，如果医生开一个数字疗法处方，如通过美国食品药品监督管理局认证的 Somryst，就相当于把线下认知行为治疗搬到了线上，摆脱了医生和时空的限制，以图片、文字、动画、音频、视频等患者易于理解和接受的方式进行个性化组合治疗。Somryst 包含一份睡眠日志和 6 个指导模块，患者按照顺序依次完成 6 个指导模块的治疗，每天记录睡眠情况并完成 40 分钟左右的课程学习。不同的阶段有不同的课程，经过 9 周的治疗，患者可以养成良好的睡眠习惯。

相较于传统疗法，数字疗法在互联网时代的优势是显而易见的。

（1）数字疗法可以通过远程访问实施问诊或治疗，可以减少患者对医院和诊所不必要的访问。新冠疫情加速了对互联网医疗需求端的培育，快速提升了消费者对互联网医疗的认知度。

（2）数字疗法可以根据患者时间和物理空间的情况进行个性化定制。

（3）数字疗法易于扩展，可以通过手机或者平板电脑非常方便地使用。

今天，脑机接口在数字疗法领域的应用，更是带来许多创新的机会和潜在的益处。脑机接口可以监测患者的脑信号和个体生理差异，以此调整治疗方案，确保治疗对每个患者都更具有针对性。这意味着患者可以获得与其特定需求和状况相匹配的治疗方案，从而提高治疗的效果。

脑机接口还可以实时监测患者的生理和神经状态，并根据这些数据来动态调整治疗方案。这有助于确保治疗时机与患者的身体状况相适应，从而提高治疗效果和安全性。例如，对于精神健康问题，脑机接口可以监测情感状态，以便及时进行干预。对于神经康复，脑机接口可以控制外部设备，以提高康复效果。

另外，脑机接口还可以使数字疗法更加具有可持续性。患者可以在家中使用数字疗法，并在需要时获得专业支持，而无须频繁访问医院或诊所。这提高了治疗的可及性，并降低了医疗保健成本。

数字疗法和脑机接口强强联合，是数字化技术带来的又一创新，为未来的医疗提供了更多的可能性。

2.5.2　一场医疗范式革命

实际上，数字疗法结合脑机接口最大的意义并不在于技术的突破，而在于革新了药物形式，这种形式更新了人们对疾病的治疗手段，带来更多更有效的治疗疾病的方法。

1. 精神疾病治疗

精神疾病是数字疗法目前应用最为广泛的领域，数字疗法对抑郁症、小儿多动症、老年认知障碍、精神分裂症等都有很好的治疗效果。

例如，美国此前批准了一项通过电子游戏对青少年注意缺陷多动症（ADHD）进行治疗的技术，这是全世界第一个被美国食品药品监督管理局批准的用游戏作为"药"的数字疗法。美国著名的数字疗法企业 Akili，不仅用游戏数字疗法来改善注意缺陷多动症，还用其缓解孤独症（又称自闭症），以及老年人记忆力退化。对从试验组与对照组采集的数据进行分析，可以发现使用这个游戏数字疗法之后的青少年的注意力有了显著的提升。

我们再来看看孤独症，该病也叫作孤独症谱系障碍，指一系列复杂的神经发展障碍性疾病。它会影响少年儿童社交、行为和语言交流方面的能力，如出现社会交往障碍、重复刻板的行为，以及讲话、情绪或非语言沟通等方面的障碍。

疾病预防控制中心（CDC）在 2020 年的报告里称，根据 2016 年的数据，美国每 54 名儿童当中就有 1 名被诊断出患有孤独症。与此同时，根据五彩鹿孤独症研究院于 2024 年发布的《中国孤独症教育康复行业发展状况报告》，孤独症患者受到了越来越多的来自社会的理解和关怀。有些因孤独症而产生的儿童发育迟缓的迹象可以更早地被发现，有些婴儿在 18 个月就可以被诊断出患有孤独症。研究发现，更早的干预会带来更积极的治疗效果。

由 BrainCo 强脑科技研发的 StarKids 开星果谱系儿童脑机接口训练系统就是一款针对孤独症治疗而推出的孤独症干预产品, 其采用可穿戴智能脑机接口, 能够针对孤独症谱系等神经发育不足儿童的大脑进行精准闭环神经反馈训练, 改善儿童核心脑功能缺陷和行为缺陷, 并有助于提升传统行为训练的效率。该系统在改善患有孤独症的儿童的社交认知、社交动机等方面有十分显著的作用。

此外, 在抑郁症和焦虑症治疗上, 数字疗法结合脑机接口也展现出了极具潜力的前景。传统的心理治疗和情感管理通常需要患者以口头或书面方式来表达他们的情感状态, 这可能不够准确, 因为患者可能难以准确描述自己的情感。而脑机接口可以直接监测患者的脑活动, 从中获取更准确的情感状态信息。

例如, 通过分析脑电图信号, 脑机接口可以检测到患者的情感变化, 如焦虑、沮丧、愉快等。一旦脑机接口监测到患者的情感状态, 数字疗法就可以根据这些信息自动调整治疗内容。这意味着患者不需要等待心理医生干预, 数字疗法可以立即提供支持。例如, 如果系统检测到患者进入焦虑状态, 就可以触发放松技巧指导, 如深呼吸或冥想, 以帮助患者降低焦虑水平。

可以说, 数字疗法结合脑机接口将是一个非常具有应用前景的综合性诊疗方法。一方面, 可以运用软件和脑机接口来进行各类心理参数分析。另一方面, 可以和专业心理学家合作, 处理一些相关的脑机接口数据, 以对疾病进行更深入的探索和研究。

2. 肿瘤治疗

在肿瘤治疗领域，传统的治疗方式是用手术切除病灶，加以使用放射和化学疗法，以及靶向药物。手术通常用于切除可见的肿瘤组织，但可能无法完全根除微小的肿瘤细胞。放射治疗使用高能辐射杀死癌细胞，但也会对周围的正常组织造成伤害。化学疗法则通过药物干预来抑制癌细胞的生长，但患者常常经历不良反应，如恶心、呕吐和免疫抑制，生存质量较差。

在这样的情况下，数字疗法和脑机接口的结合在肿瘤治疗中显示出巨大的潜力。

首先，这种结合允许实时监测患者的生理状态，包括情感状态、疼痛水平和免疫功能。通过分析脑机接口获取的数据，数字疗法可以提供即时的反馈，帮助患者更好地管理症状。例如，当患者感到疼痛或不适时，系统可以识别并触发相应的疼痛缓解策略，从而提高患者的舒适度。

其次，数字疗法与脑机接口的结合实现了个性化治疗。通过分析脑机接口的数据，数字疗法可以深入了解每位患者的生理状况和疾病反应，从而制订更加具有针对性的治疗计划。最主要的是，基于数字疗法，可以最大程度地借助数字技术来激活患者的免疫系统，以及免疫细胞的活性，从而达到治疗的目的。当然，借助数字疗法，也可以实现对肿瘤细胞的抑制，包括对其生长环境的破坏与干扰。这种个性化方法可以最大限度地提高治疗的有效性。

3. 慢性病治疗与管理

慢性病也给数字疗法和脑机接口提供了广阔的发展空间。慢性病多数是饮食或其他行为导致的生活方式疾病。这也就意味着，不良的生活习惯与不健康、不科学的饮食方式，会使我们的身体处于一种轻微的炎症状态。长此以往，最终就会演变成真正的疾病，并且以一种慢性病的方式表现出来。借助数字疗法，我们不仅能够在平时干预与激活免疫细胞，还可以辅助抵御身体的炎症。

在慢性病管理中，特别是像糖尿病这样需要严格进行血糖监测的疾病，连续血糖监测（continuous glucose monitoring，CGM）已经成为常见的做法。结合脑机接口，数字疗法可以利用血糖监测数据创建所谓的数字生物标志物。这些数字生物标志物是从患者的生理数据和脑机接口信号中提取出来的信息，它们反映了患者的生理状态、情感状态和行为模式。通过对数字生物标志物的综合分析，数字疗法可以识别患者在何种情况下更容易产生血糖波动，以及这些血糖波动可能与患者的情感状态和行为的相关性。这为个性化的治疗和干预提供了有力的依据。

当然，对糖尿病患者的治疗也包括通过对胰岛的电流刺激来激发胰岛素的分泌。对于糖尿病患者来说，出现糖尿病的原因通常就在于胰岛失去了正常功能，并且在长期出现胰岛素抵抗的情况下，最终使胰岛在疲劳状态下失去了正常工作能力。在这种情况下，如果借助脑机接口对胰岛的工作进行更加科学的管理，当我们没有摄入食物的时候，就不激活胰岛进行工作；当我们摄入食物的时候，就可以根据摄入食物的种类相应地激活胰岛的功能。这不仅能够保护胰岛，避免胰岛在失控的情况下过度疲劳，还可以更加有效地管理胰岛的功能，这就是数字疗法带来的改变。

慢性病管理的关键在于改善患者的生活方式，如饮食、运动和睡眠等。数字疗法结合脑机接口，可以帮助患者更好地管理自己的生活方式。例如，通过监测脑机接口的信号和生理数据，数字疗法可以了解患者的食欲、运动习惯和睡眠质量，提供个性化的建议和行为干预，以帮助患者改善这些方面的情况。这可以包括定制的饮食计划、运动建议和睡眠管理策略等。

数字疗法现在处于起步的初级阶段，这意味着它有更大的市场机会。这是长期趋势的形成，也是新赛道的开启。我们可以预见，数字疗法结合脑机接口将在真实的医疗世界里充当一个高效率、高质量、低成本、高可及度的补充型角色。从严肃医疗的框架去设计数字疗法和现有的医疗产业结合的最佳形态，将带来一场医疗范式的革命，能够更有效地治疗更多的疾病。

第 3 章

脑机接口的
无限可能

3.1 通向终极智能交互

有人在的地方，就有交互存在，人和人之间、人和物之间都可以产生交互行为。现在，人类最主要的交互行为就是与机器交互，即人机交互。简单地说，人机交互就是人与计算机的信息交换，包括计算机通过输出设备给人提供信息，以及人通过输入设备向计算机输入有关信息。

自 20 世纪 80 年代以来，人机交互已经走过了漫长的道路——从单一的用户界面发展到今天的自然用户界面。随着脑机接口的发展，人机交互正在向一个全新的阶段迈进，脑机接口有望成为未来人机交互的终极方式。

3.1.1 人机交互模式之变

从字符用户界面（charateral user interface，CUI）的键入命令，到图形用户界面（graphical user Interface，GUI）的鼠标拖拽，再到智能手机上的动作语音操控，人机交互模式已经发生了划时代的变化。

最早的人机交互是卡带式交互。计算机最初被发明出来时，是巨大且笨重的，人与计算机交流的形式是通过一卷卷的穿孔纸带。计算一个问题，需要人工将其翻译成二进制的机器语言，然后按照"1"打孔、

"0"不打孔的形式制作纸带，再将打好孔的纸带输入计算机。计算机通过感光元件读取信息，最终将计算好的结果以打孔纸带的形式输出，最后再由人工翻译成十进制结果。整个过程效率非常低，需要耗费大量的人力物力和时间，可以说，早期的人机交互就是没有交互。

真正让人们关注到人机交互的是信息革命的到来。随着互联网技术的发展，从传统工业设计中借用的"交互设计"这个概念，在第二个千禧年之后越来越被重视，这也与用户体验和易用性受到越来越大的重视紧密相关。在这个过程中，人们经历了从字符用户界面的键入命令交互到图形用户界面的鼠标拖拽交互的转变。

人们最熟悉的键入命令交互，大概就是键盘交互，即通过在键盘上输入特定的命令来执行算法，计算结果再返回到屏幕上。鼠标拖拽交互最初由施乐研究中心于 1972 年开发，被用于 Xerox RARC 计算机，即用一个鼠标来控制图形用户界面，由此形成窗口、菜单、图标等概念，从而实现了按照人的思维模式对计算机进行直接操控。

自鼠标拖拽交互之后，又一次划时代的人机交互方式改变发生在 2007 年 1 月 9 日。这一天，苹果公司推出了首款 iPhone，实现了人机交互的再一次跃迁，正式开启了触屏交互时代。就在差不多同一时刻，手机配置已经越来越逼近个人计算机，手机已经完全超越通信工具的范畴而变成了个人智能终端设备，它与计算机之间的界限也变得越来越模糊。触屏交互与此前的键盘键入交互和鼠标拖拽交互完全不同，触屏交互仅需人们以最自然的方式与计算机交互，包括触摸、手势、面部表情、语音等，而不必预先学习软件开发者设置好的操作。

可以说，在过去将近 40 年的时间里，人类对于人机交互方式的挖掘到了极致。不过，科技的发展让人机交互方式不会止步于此——今天，脑机接口正在成为一种新的人机交互方式，并为人机交互带来前所未有的体验。脑机接口交互将会带领人类实现人机交互的又一次革命性的跃迁。

3.1.2　人机交互的终极方式

大脑是人类思想、情感、感知、行动和记忆的源泉，大脑的复杂性赋予人类智慧，同时使每个人都独一无二。近年来，研究大脑认知的神经科学已经在分子细胞、关键元器件、软件与硬件开发、应用系统、仪器仪表等多方面取得进展和突破，使脑机接口产业的商业应用逐渐成为可能。在这样的背景下，脑机接口作为新的交互方式，日渐受到重视。

究其原因，脑机接口能够在有机生命形式的脑与具有处理或计算能力的设备之间，创建用于信息交换的连接通路，实现信息交换及控制。换句话说，脑机接口通过直接连接计算机与人脑，消除了传统人机交互的中介，这也是脑机接口为什么能成为人机交互终极方式的原因。

我们都知道，传统的人机交互方式通常需要使用外部输入设备，如键盘、鼠标、触摸屏等，以将人类的意图和指令传达给计算机。这些输入设备虽然在过去几十年中得到不断改进，但仍然存在一些局限性，包括速度、准确性、自然性和可访问性等方面。而更主要的是，当前的人机交互，需要人类将大脑意识以肢体方式表达出来，然后再传递给计算机来呈现。将大脑意识转变为肢体表达，在这个交互过程中其实会出现信息丢失的情况，也就是肢体并不能完全精准地表达出大脑意识。而脑机接口交互技术不同，它的核心原理是通过读取大脑信号，将人类的思维和意愿直接转化为计算机指令。例如，对于在我们脑海中稍纵即逝的灵感，脑机接口都可以精准捕捉，并将其记录与呈现出来。这种直接连接大脑与计算机的方式具有传统人机交互方式无可比拟的优势。

（1）脑机接口消除了传统输入设备所需的物理动作，如按键、点击、触摸屏幕等，这意味着我们不再需要借助肢体动作来与计算机交互。这对于肢体功能受限或完全丧失的人来说无疑是巨大的突破。也就是说，他们可以通过思考来操控计算机，实现文字输入、浏览互联网、控制外部设备，甚至移动身体替代装置。这种无须肢体参与的特性使脑机接口成为残疾人士的生活中的一项革命性技术，提高了他们的生活质量和独立性。

（2）脑机接口不依赖特定的肢体能力或语言技能，因此可以用于各种年龄段、文化背景和残疾程度的人群。这为医疗保健、特殊教育和社会融合提供了更多的可能性，使更多的人能够参与到数字社会中来。

（3）脑机接口的速度和反应时间远远超过传统输入设备。当使用键盘或鼠标时，用户需要进行一系列复杂的动作来输入信息或执行命令，而脑机接口几乎可以立即捕捉到用户的意图并将其转化为计算机命令进行操作。这种即时性对于某些应用领域非常关键，如医疗手术中的精确操控、军事行动中的快速响应，以及虚拟现实中的沉浸式体验等。

（4）脑机接口还提供了更自然的交互方式。在日常生活中，人们通过思考和语言来表达自己的意愿和需求，而传统输入设备需要用户进行额外的学习和适应，以使用键盘、鼠标或触摸屏来实现人机交互。脑机接口的直接性使其更加符合人类的自然思维方式，用户可以更轻松地将自己的意图传达给计算机，减少了学习曲线和人机交互的认知负担。

人机交互已经走过了漫漫长路，随着脑机接口的发展，人机交互正在向一个全新的阶段迈进，将为人类的生活和生产带来更多的可能。

3.1.3　用意念控制智能家居

作为未来人机交互的终极方式，脑机接口也给智能家居带来巨大的想象空间。

当前的智能家居在本质上并不智能，只是将传统的机械控制，或者肢体操作控制功能，以一些智能的方式进行交互。这些智能方式大部分还是需要操作的，只是将一些操作指令从机械开关控制转变为触摸屏幕交互方式，或者基于一键集成的控制方式。当然，也有一些基于语音实现的控制交互。

从本质上而言，使用这些交互方式的家居产品还不能被定义为真正的智能家居产品。其实，我们设想中的智能家居，应该是一个具有"懂"我们的智慧能力的居家环境。也就是说，我们理想中的智能家居环境，应该是一个这样的场景：在回家的路上，或者在家里，对于居家环境，不论是灯光、空调、窗帘、窗户、音响、电视等各种环境驱动设备，我们只需在脑海中闪过控制意念，这些设备就能根据我们的意念智能调整到我们设想的状态。这才是真正的智能家居的模样。

现在，在我们设想中的智能家居借助脑机接口，将会成为现实。在智能家居领域，脑机接口既能通过测量和提取人脑中枢神经系统信号，实现对外部家居设备的操控，又能通过外部设备对神经系统的刺激和神经反馈，实现对中枢神经系统的调控，使人脑与外部设备之间形成具有神经反馈调控功能的闭环系统，实现人机或脑机的智能融合，并使我们能够更好地理解、增强、改善或恢复中枢神经系统及其与外界的交互作用。借助脑机接口，我们可以让智能家居设备"懂"我们，理解我们，并且按照我们的想法来运行。

脑机接口扮演的角色就像遥控器，帮助我们用意念控制灯、门、窗帘等家居设备，进一步可以控制家庭服务机器人。

1. 脑机接口可以实现对家居设备的直接控制

只需通过意念，我们就能够轻松控制灯光、电视、音响等设备，无须触摸屏幕或使用语音指令，从而实现更加自然和便捷的人机交互。想象一下，当我们坐在沙发上看电视时，如果想调低音量或切换频道，只需专注于自己的想法，脑机接口系统就会立即理解我们的意图。我们无须动手或动口，更无须复杂的操作，电视的音量就会自动调整，频道也会切换到我们想要的节目。这种无缝控制方式将让我们感受到真正的智能化生活。

2. 脑机接口将使家居环境的个性化定制变得更加容易实现

这一点对于提高生活质量至关重要。通过监测居住者的脑电波和思维模式，系统可以准确地了解我们的喜好和需求。冷了，热了，还是想改善一下室内的空气质量，脑机接口都可以将我们大脑闪过的想法转变为机器语言，并且能够有效、精准地将其传递给相关的智能设备来完成。

例如，一名家庭成员喜欢在温暖的光线下读书，而另一名家庭成员喜欢在较冷的微光环境中看电影。脑机接口可以自动按区域调整灯光和温度，以满足每个人的需求，创造出最舒适的生活环境。此外，如果系统检测到某位家庭成员的压力水平升高，就可以通过调整环境参数来帮助他们放松，如降低音乐音量或增加室内绿植的光照。这种个性化定制不仅提高了生活品质，还有助于节能和资源管理，因为系统只会提供必要的能量和资源，而不会浪费。

3. 脑机接口将最大限度地改善失眠情况

当我们躺在床上时，脑机接口就能够监测到我们脑电波的情况。如果我们的大脑出现比较兴奋的情况，脑机接口就会通过对脑电波的调整，让我们处于比较适合进入睡眠的状态。脑机接口甚至可以根据个体入睡的情况，驱动床垫和枕头，释放一些植物气味或特定的微振动，以帮助我们入睡。在检测到我们入睡之后，脑机接口就会自动让环境安静下来。

我们可以预见，随着脑机接口的发展，人性化、智能化、个性化定制将成为未来智能家居的重点。居住者将不再受限于通用设置，而是享有一个根据自己的偏好和需求进行调整的家居环境。这将有助于改善生活质量，使人们更加愉快地生活在自己的家中。而且，通过智能管理资源，未来的家庭将更加环保和节能。

脑机接口在智能家居中的广泛应用前景为我们带来一个富有科技感和人性化的未来。我们通过意念控制家居设备和个性化定制环境，将享受到前所未有的便捷和舒适。这一技术的崛起将不仅改变对智能家居的定义，还将深刻影响我们的生活方式和生活质量。

3.2　重新定义未来教育

如果说人工智能将对教育带来根本性的变革与影响，那么这种变革与影响在脑机接口面前将显得非常初级。作为近几年脑科学研究的重要成果，脑机接口能够读取大脑的生物电信号，并经过信号转换和计算机编程将大脑的生物电信号转化为"行动"，实现了更为自然的人机交互，这为教育带来新的机遇和挑战。

随着脑机接口逐渐成熟，通过脑机接口获取大脑运行机制和信息正在成为教育大数据的重要来源和渠道，并为学校教育、课堂学习等提供更为便利的条件，同时为学习者的学习环境或学习空间的设计与构建、学习过程记录、学习行为分析提供技术支撑。更为重要的是，脑机接口将会永久性、根本性地改变人类的学习模式。借助脑机接口与大脑读、写，或者说输入与输出的融合，以及人工智能与在线技术的融合，人类的记忆将如同计算机硬盘一样，随时可以存储与改写。可存储的记忆与知识，将不再是人类通过大脑学习的重点。

3.2.1　提供一个"观察"的窗口

情绪状态、专注程度、认知负荷等认知状态对学习过程和效果具有重要影响。

积极的情绪，如兴奋和愉悦等，有助于激发学习者的学习兴趣。这种情感积极性可以促进知识的吸收和保留，从而提高学习效果。相反，负面情绪，如焦虑和压力，可能导致学习者分心和担忧，对学习效果产生负面影响。

专注程度是影响学习效果的另一个关键因素。意大利著名教育家蒙台梭利曾说，专注力是一切学习的基础。专注力越强，学习效率越高，学习成绩提高越快。反之，专注力越差，无论怎么做，成绩都很难提升。这是因为，专注程度与信息处理能力息息相关。学习涉及吸收、处理和记忆大量信息，学生的专注程度直接影响他们对信息的处理能力。当学生专注学习时，他们更有可能将精力集中在学习任务上，能够更好地理解和吸收所学的内容。相反，注意力分散可能导致错失信息或不完全理解所学的内容，从而影响学习效果。

认知负荷则是指学习者在执行特定任务时所需的认知资源。在学习过程中，学生需要处理大量的信息，包括新的概念、事实和关系。当学习任务的认知负荷适中时，学生可以有效地理解和吸收这些信息，从而提高学习效果。然而，如果认知负荷过高，学生就可能不知所措，难以应对任务，导致信息遗漏或混淆，从而降低学习效果。

基于此，脑机接口的重要性就在于提供了一种特殊的手段，能够实时监测和测量个体的脑电活动、生理信号或脑成像数据，从而为教育者提供了更多的工具来改善学生的学习过程和效果。

例如，在情绪状态监测方面，脑机接口可以通过监测大脑的生理活动，如脑电图或功能磁共振成像，帮助确定个体的情感体验。某些脑波模式或大脑区域的活动与不同的情感状态相关联，教育者据此能够更好地了解学生的情感状态，从而根据需要提供情感支持或干预措施。

脑机接口还有助于监测和评估学生的专注程度。教育者通过分析脑电活动或生理信号，可以确定学生是否处于高度专注的状态。例如，专注状态通常伴随某些脑波模式的出现，这可以用来指示学生是否专注于学习任务。如果学生的专注程度下降，教育者就可以采取措施来帮助学生重新集中注意力，以提高学习效果。

当前，脑机接口具有的个体化、实时化和场景化属性正使其在教育领域发挥出独特的作用。

（1）脑机接口始终致力于个体层面的意图和状态的精确识别，这与近年来教育领域关注的个性化学习思潮相契合。

（2）脑机接口以"在线"为特色，即在执行任务的同时，对个体认知状态进行实时分析和输出，从而为面向教学实践需求的及时反馈、干预提供了可能。

（3）脑机接口以走出实验室、在日常生活中得到实际应用为目标，目前已经在足球场、舞台、教室等场所发挥作用。

这意味着，在脑机接口还没有与人类大脑的读、写深度绑定的情况下，教育工作者依然可以借助脑机接口观测学生的专注度，并且与人工智能融合，根据学生的专注度波动情况为其分配不同形式的学习任务。

3.2.2　实时识别学习状态

实时识别学习状态是脑机接口目前在教育领域已经被采用，也是最常见的应用，即通过采集典型学习情境下学生的神经生理活动，结合机器学习与深度学习等方法，对学生的学习状态进行实时监测、识别、反馈和干预。

此前，有研究人员采用脑机接口设计了一种系统来监测、捕获和标记学习者在慕课学习活动中观看在线视频时的学习状态，来促进学习者对自我学习状态的认识，以提高学习者的学习成绩。

研究人员指出，利用脑电图系统对学生的心理状态进行识别有助于教师和学生之间有效合作和学习成果的改善。通过脑波可视化器进行脑波集中和放松训练，当受试者有负面情绪时，情感学习系统会自动记录这些情绪。当负面情绪意外产生时，情感学习系统会自动停止教学并在数据库中记录有效的学习时间。情感学习系统可以提供一些有助于学生情绪放松与稳定的游戏，通过调节，学生可以有效地改善学习情绪，恢复专注力并继续学习。

在学习状态实时识别应用场景中，专注力水平是被关注最多的学习者认知状态，脑机接口可以读取学生学习时的专注力指数，并结合神经反馈训练来帮助学生提升专注力。

大量研究表明，专注力的变化与 θ 波、α 波、β 波紧密相关。人的头颅不同位置的脑波频率和幅度能够反映大脑的工作状态，研究者通过分析脑电信号中不同波段的比值，可以了解专注力状态。有了脑波的精准反馈，结合神经反馈训练，就可以增强大脑功能。其中，神经反馈训练是一种可学习的自我调节神经训练活动，神经可塑性是神经反馈训练的生理基础，通过神经反馈训练就可以让大脑的功能得到改善。

从 20 世纪 70 年代开始，美国航空航天局便通过神经反馈训练来提升宇航员在航天工作中的专注力，减少宇航员在航天工作中的失误。同样，在教育与学习中，专注力指数可以作为可靠的教学评估手段，让课堂参与者的专注状态得到真实的呈现。基于神经反馈训练的专注力训练方式，将会使学习者的学习效率有效提升。

目前，基于学习效率检测与提升的非侵入式脑机接口和相关的产品已经出现在商业应用中，如 BrainCo 的赋思头环。

赋思头环能够采集佩戴者的脑电信号，并将其转化成注意力指数，可以实时跟踪学习者的注意力情况。同时，赋思头环的手机小程序中配有专业注意力提升课程，可以让使用者通过 21 天的训练养成保持专注力的好习惯。

尽管这类产品目前还处于应用探索阶段，有效性与精准性还有待提高，但至少让我们看到了脑机接口，尤其非侵入式脑机接口正在从科幻电影中走出来，走入我们的生活。

3.2.3　定制个性化学习计划

在传统教育中，学生通常接受相似的教育内容和方法，这种教育模式难以满足每个学生的个性化需求。这是因为，每个学生的发展阶段不同，对于事物和知识的理解能力也有差异。不同的学生有不同的学习速度、学习风格和兴趣爱好。因此，为了最大限度地发挥学生的潜力，具有针对性的、个性化的学习计划变得至关重要。个性化学习不仅可以提高学生的学习表现，还可以增强学生的学习动力和兴趣。

在识别与定制个性化学习计划方面，脑机接口将会比人工智能更强大、更精准、更有效。

脑机接口可以用来识别学生的认知特点。认知科学认为，个体行为与某些复杂的动态心理加工过程相关，而这些心理加工过程又受到人体某些内部机制的调节，如大脑机制。基于此原理，利用脑机接口系统，通过监测个体在面对问题时大脑的电信号活动及其与个体行为之间的潜在相关性，就可以分析学生在不同任务和学科中的表现，从而了解学生的认知风格、学习偏好和强项、弱项，以及不同学生对于学习内容的专注度与兴趣度。

这种信息对于教育者来说是宝贵的，尤其对于制定个性化教学方案来说。当然，这种信息对于改善与优化当前的教学方案也具有巨大的价值。借助脑机接口对学习者的监测，能够最大限度地了解学习者对于授课内容的兴趣度与专注度，授课人员由此可以制定更好的具有个性化的授课方案与学习计划。例如，如果一个学生在数学方面表现出较高的大脑活动水平，而在语言方面表现不佳，教育者就可以调整教学方法，更加注重数学教育，同时提供额外的支持来改善其语言技能。

脑机接口还可以提供实时反馈，帮助学生更好地理解和掌握学习材料。通过监测大脑活动，脑机接口可以识别学生在学习过程中的注意力水平、情感状态和认知负荷。如果学生的大脑活动显示出注意力分散或焦虑情绪，教育者就可以及时采取措施，如提供额外的支持、调整教学内容或休息时间，以提高学生的学习效率和质量。

基于脑机接口的监测数据，教育者可以定制个性化的教学内容。通过分析学生的大脑活动，教育者可以确定学生的学习速度和难度偏好，就能最大限度地根据学生对学习内容的兴趣度与专注度，来调整教学进度，以适应学生的学习能力，达到学习效率与效果的最优化。同时，教育者还可以为每个学生提供最适合他们的学习材料，确保学生在适当的范围内挑战学习深度，避免对其造成不必要的困扰，使其产生挫折感。

3.2.4　有效干预学习障碍

利用脑机接口开展认知能力提升训练，可以有针对性地解决由于认知能力受损引发的学习障碍问题，这也体现出脑机接口在教育领域重要的应用价值。

认知能力是个体处理信息、解决问题、学习新知识和适应环境的能力。它涵盖多个方面，如注意力、记忆力、执行能力、语言能力和情绪调控能力等。一些人可能因各种原因面临认知能力受损的挑战，这可能导致学习障碍，包括但不限于多动症、注意力缺陷障碍、孤独症谱系障碍等。这些学习障碍可能影响个体的学业表现、社交技能和生活质量，而脑机接口有望成为解决学习障碍的有效干预方法。

神经反馈训练是基于脑机接口实现认知能力提升的一种应用形式，它的核心思想是实时监测大脑活动，并将特定神经指标的信息反馈给个体，使其能够观察和调节自己的脑活动。这种自我监督和自我调节的过程有望改善学习者的认知和行为，从而有助于应对学习障碍。

以注意力分散、冲动和过度活跃为主要表现的注意力缺陷障碍（多动症）为例，多动症是一种受到广泛关注的学习障碍，脑机接口可以为多动症患者提供个性化的神经反馈训练。通过监测患者的大脑活动，特别是与注意力控制相关的区域，脑机接口可以帮助患者识别其注意力分散模式，并提供实时的反馈，以帮助其集中注意力。例如，当患者注意力分散时，系统就会发出警告信号或提供正向激励，以引导其重新集中注意力。这种个性化训练有望帮助多动症患者改善在学习、工作和生活中的表现。

2020 年 4 月，美国食品药品监督管理局已经正式将认知反馈训练作为一种辅助治疗手段，认知反馈训练也被称为认知疗法或数字疗法。在国内，北京师范大学、华东理工大学等研究单位已经在开发、应用脑电生物反馈技术，其中北京师范大学的数字认知疗法等系统已经在一些课堂上得到了应用，被用来改善学生的注意力、情绪调适能力和学习能力。

2021 年，我国学者在《神经科学研究》杂志上发表论文《多动症患儿神经反馈治疗前后静息态脑电有效连接性差异的研究》，分析了采用脑电生物反馈技术治疗前后，患儿脑电变化与症状改善的关系。

研究团队共分析了 37 名儿童，治疗方案为抑制 θ 波段（4~8 赫兹）活性，增强 β 波段（13~20 赫兹）活性。每周进行 2~3 次训练，每次训练时间为 32 分钟，其中前 2 分钟为准备阶段，然后以 5 分钟为一组练习，共完成 6 组练习。每次治疗前 2 分钟，治疗后 2 分钟，分别记录患儿的脑电数据。

研究团队分别分析了 δ 波、θ 波、α 波、β 波的变化情况，发现用数字疗法治疗后，注意力缺陷多动障碍患儿的脑波变化趋势逐渐接近健康儿童的脑波，注意力不集中、多动—冲动症状也得到明显改善。

数字疗法的核心就是脑机接口，目前主要以非侵入式脑机接口为主要载体。脑机接口不仅能够通过对脑波的干预来治疗多动症，还可以用于帮助个体改善认知能力，如记忆力、执行能力和情绪调控能力等。脑机接口监测相关大脑区域的活动，并提供实时反馈，个体可以借此学会自我调节，以更好地满足特定任务的需求。

3.2.5　告别"死记硬背"的传统教育

对于任何一位学习者来说，在传统的学习过程中，一定有一个痛苦的"死记硬背"过程。因为记住基础知识或基本概念是专业学习必然要经历的起点，这为后续深入学习和理解提供了必要的基础，没有这些基础知识和基础概念，我们就无法学习更高层次的知识。就像学习一门语言需要先掌握字母和词汇一样，学习任何学科都需要掌握其基本概念和术语。

那么，我们能用脑机接口来清除这一"障碍"吗？脑机接口会终结传统的死记硬背学习模式吗？答案是肯定的。

从目前的研究来看，包括人类在内的哺乳动物的记忆并不像计算机一样，将所有的长效数据保存到专门的存储介质之中。人类的记忆可能是跨多个脑部区域的、广泛分布的，从脑内提取、重现或者写入记忆的技术复杂度较高，但从原理上来说，这是能够实现的。

究其原因，任何智能形式，包括我们所说的形象的、抽象的记忆和情感，其实都是有神经生物物理基础的，这些物理基础就是神经元网络。如果可以模仿构建大脑的细微结构以及神经信号的传递过程，我们就可以解决人类的记忆存储问题。这意味着，通过脑机接口，只要模拟人类产生记忆的情景，我们就可以将新的信息、知识或体验直接记录到脑中，就像写入计算机硬盘一样。我们还可以通过脑机接口强化某种记忆，以此来覆盖一些希望被删除的记忆。

在传统的大脑学习与记忆过程中，学习过程常常需要漫长的时间和反复练习，以在大脑中建立新的记忆。然而，脑机接口的出现将加速基于知识记忆的学习过程，人们不再需要花费数年时间学习一种技能或学科知识，就可以将新的信息、知识或体验直接记录在脑中，就像将文件保存在计算机硬盘中一样。在本质上，这就是基于人体大脑产生记忆的模式，模拟产生深度记忆的环境，并通过脑机接口将需要记忆的内容输入我们的大脑记忆体中。这是一场特殊的知识传输革命，将极大地推动科学、医疗、工程等领域的进步。随之而来的就是，学科学习的门槛大幅下降。

过去，学习一门复杂的学科，如外语、医学、物理学、工程学等，往往需要经过漫长的基础知识记忆，以及相关学术培训和实践。未来，在脑机接口介入下，这些领域将更加开放，任何人都可以迅速掌握这些学科的精髓，并且在需要的情况下用这些知识构建记忆。尤其在医学领域，医生和医疗专业人员可以将最新的医疗知识和技术快速写入大脑中，无须长时间进行医学培训。非医疗专业人员也可以通过脑机接口给自己写入医学常识，这将最大限度地帮助我们实现科学生活，大幅提高医疗服务水平，减少误诊和治疗错误的风险，从而挽救更多的生命。

脑机接口不仅将获取知识的速度提升到前所未有的高度，还将推动各个领域的创新。尤其在学术领域，脑机接口会成为前所未有的科学研究工具，因为科学家可以通过脑机接口直接获取最新的科研成果，无须花费大量的时间阅读文献或进行实验。与大模型技术结合，人工智能还可以按照我们的要求对研究成果进行精准的概述，这将极大地加速科学研究的进程。

未来，知识将变得无处不在，教育将变得更加平等。

3.2.6　人类历史上最具有颠覆性的学习革命

上面谈到的脑机接口对教育与学习的影响与改变，都只是目前正在实现的方式，普及应用指日可待。而脑机接口给人类学习带来的影响，可以说具有史无前例的颠覆性。

脑机接口与人工智能、通信技术实现融合之后，人类的学习模式将发生根本性的变化，依赖大脑记忆的学习能力将从当前的最重要的能力降低为一种次要的能力。简单地说，借助脑机接口，当我们需要获取某些信息的时候，只要在脑海中闪过一丝念想，人工智能就能从浩瀚的互联网大数据库中为我们调取相关的信息，并且按照我们想要的方式呈现在我们脑海中。当我们对知识内容难以理解的时候，人工智能可以在互联网大数据库中寻找到相关的示意性资料并呈现在我们的脑海中，甚至还可以根据这些知识内容生成我们希望的具象化表达方式来帮助我们理解。

例如，学习一门新的语言将会变得非常简单，不同语种之间的交流障碍不复存在。当要用一种新的语言跟他人交流的时候，我们只需掌握这种语言的发音与拼读即可，听力、词汇与语法都变得不再重要。当我们跟其他语种的人进行交流的时候，人工智能在我们接收到语言的时候，可以将其在我们的脑海中以我们母语的方式呈现出来。也就是说，人工智能会在我们的大脑中实时转译。然后，人工智能会以对方语言的方式将我们想要表达的话，直接呈现在我们脑海中，不论是词汇或语法。总之，就是一句能够精准表达我们大脑中想法的语句，我们只需将这句话读出来即可。当我们无法准确掌握对方语言的发音时，人工智能还能够以我们母语的谐音表达方式直接在我们的脑海中将其标注出来，这样我们就能够实现开口跨越语种障碍。更重要的是，在英语学习中，我们的学习将不再依赖痛苦的背诵和记忆，脑机接口融合人工智能与互联网大数据，将实时为我们呈现庞大且全面的英语词汇数据库。

脑机接口不仅改变了背诵的学习方式，还会对人类社会当前基于知识性内容的考试方式带来根本性的变革。也就是说，当前所有考试的内容，只要是人类知识库中有标准答案的考试，在脑机接口面前都将毫无意义。脑机接口与互联网技术融合，不仅使我们能够实时获得标准题目的答案，还能够获得最优解。

在脑机接口时代，每个人都将是跨学科的知识型天才。也就是说，只要是人类知识数据库中拥有的知识，每个人都将拥有。人类的学习与教育模式，将会从当前以教授与学习过往知识为主的方式，向研究与创造新知识的方向转变。会使用人工智能、会问为什么、会思考、会创新的能力将成为脑机接口时代教育的核心能力。

3.3 将"头号玩家"搬进现实世界

美国电视剧《后翼弃兵》中有这么一幕：天赋异禀的女主角在夜深人静时，想象出一副棋局，通过思想控制黑白棋子进行攻防演练。在电影《头号玩家》中，脑机接口与虚拟现实设备的结合更是连通了游戏与现实世界。今天，随着科技的进步和对大脑越来越多的研究，这种无需道具，只靠意念就可以进行的脑控游戏已经从概念变为现实。

3.3.1 颠覆传统游戏

2022 年，斩获无数大奖的动作类 3A 游戏《艾尔登法环》成为游戏玩家的高频话题。整整一年，这款被戏称为"老头环"的动作类角色扮演游戏在全球卖出超过 2000 万份，同时斩获无数游戏大奖，并成为全球游戏迷心中的神作，各种花式的通关方法层出不穷。

其中一名游戏女主播更是展现了一种前所未见的游戏操作方式——女主播佩里·卡拉尔佩戴脑机接口设备，通过脑电波实现游戏角色的各种指令。她不用手，仅靠"想"来通过游戏中最难的关卡。

不过，卡拉尔并不是通过脑中实时想象"向前跑""躲避""攻击"等动作，而是想象一些更容易被脑机接口识别的动作，再将这些动作与游戏中特定的按键绑定起来。卡拉尔说："当我要攻击的时候，我想象的是将一个非常重的东西推离身体，而（使用药品）治疗的时候，我想象的是我通过拉的动作，让一个东西落到我的脸上。"

人在做不同的行为时，脑电波会呈现出不同的模式，而这些模式会被脑机接口设备实时监测。女主播卡拉尔在视频中用图像直观展示了大脑在不同活动时的差别。这种脑机操控模式，实际上是通过想象特定的动作，刺激大脑产生特定的脑电波，脑电信号再激活相应的操控指令。

卡拉尔本身拥有心理学硕士学位，在学术研究过程中就曾经广泛使用脑电图作为研究工具。作为一种简单的、无痛记录脑电活动的手段，脑电图可以观察脑部不同区域的工作情况。

根据数字媒体 Vice 的报道，卡拉尔使用的是美国科技公司 Emotiv 的设备 Epoc X。由于不是医疗级的脑电设备，该设备的输出相对有限，只能够识别推、拉、拿起、放下四个动作。在识别到这些操作后，设备提供了一些内置的操作，也提供应用程序编程接口，让人们可以接入其他设备，用其他设备进行控制。

对于卡拉尔而言，这四个动作已经足够她在《艾尔登法环》这样的游戏里进行战斗和治疗操作，但其他操作需要一些控制器辅助。因此，她最后在脑控设备上加装了陀螺仪，通过应用程序编程接口和一些 Python 程序让传感器能够相互协作，帮助她在游戏中自由行走和完成其他操作。她还尝试为设备加入眼部追踪、表情识别等更丰富的功能，来进行更丰富的游戏场景交互。

实际上，脑机接口在游戏中的应用，早在 2018 年就已经出现了。那时，神经科技初创企业 Neurable 推出的脑机虚拟现实游戏《觉醒》，是全球首款基于脑部控制的虚拟现实游戏，玩家可以通过大脑意念操控游戏中的物体。

《觉醒》的成功得益于 Neurable 为 HTC Vive 打造的脑机接口开发套件。该套件由 Neurable 开发的脑电图头带和 HTC Vive 头戴显示器组成。脑电图头带集成了 7 个用于记录脑电图信号的巨大电极，用于监测脑细胞大面积的电活动。当玩家集中观察某一物体时，大脑会潜意识地开启闪烁模式，并通过特定神经元进行响应。Neurable 的系统可以发现这个响应信号，并将其转换成游戏命令。

《觉醒》让虚拟现实头盔的佩戴者成为一个拥有远程动力的孩子，必须通过意念捡起各种玩具——气球狗、字母积木、彩虹堆叠环，然后把它们扔出去。

2021 年，创建 Steam 平台的维尔福集团创始人加布·纽维尔表示，脑机接口会成为新的游戏载体，增强现实或虚拟现实只是向脑机接口的过渡。加布·纽维尔还认为，软件开发者应当尽早思考如何去使用脑机接口，因为这项技术将很快成为所有娱乐领域的核心技术。随着脑机接口的不断发展与成熟，未来成像将不再依赖物理实体显示技术，增强现实、虚拟现实、混合现实、扩展现实，这些都只是脑机接口的过渡性技术。未来的成像技术将会是直接基于脑机接口的大脑成像技术。

3.3.2 个性化的游戏体验

当然，代替传统键盘、鼠标、手柄，只是脑机接口影响游戏最简单的一部分。未来，随着脑机接口的发展，在游戏中，结合人工智能生成技术的脑机接口还可以读取人的情绪，丰富游戏的玩法设计，增加体验的层次感。如果玩家感到紧张，游戏就可以增加挑战性，以提高兴奋感；如果玩家感到放松，游戏就可以降低难度，以增加舒适感。这种个性化的游戏体验更可以吸引玩家，提高游戏的吸引力。

举例来说，《巫师 3》这款经典开放世界游戏，令玩家非常着迷的一点是其丰富的剧情，玩家在和非玩家角色（NPC）的对话中选择自己的立场，推动剧情向不同的方向发展。然而，玩家能够进行的选择都是游戏开发者预设的。有些时候，玩家并不能以自己的真实感受去选择立场，因为游戏里没有这个选项。

未来，玩家的情绪将由脑机接口读取和识别，玩家将以自己的真实情绪影响游戏世界的非玩家角色，影响剧情的发展。在对各种关卡的设计上，游戏可以专门以特定情绪作为关键因素，诱导玩家释放相应的情绪，和故事内容联动。

例如，在《哈利·波特》题材的游戏里，玩家在学习魔法技能时，必须保持平和的情绪状态才能完成；玩家身陷幻境当中，必须克服害怕的情绪，充分调动积极的情绪，才能破除幻境，闯过关卡。当然，这些情绪的调动，也将由脑机接口实时驱动与控制，通过对玩家脑电波的干预来实现。

从游戏开发者的角度来看，脑机接口能够帮助他们设计出让玩家体验更好的内容，通过获取玩家在游戏时释放的兴奋、惊讶、悲伤、无聊等情绪，对未达到预期效果的游戏内容进行优化。有脑机接口的介入，这种优化将更为精准。

换言之，有了脑机接口，游戏将变得更具有沉浸感，玩法更千变万化，这也是未来游戏的一个重要发展方向。

3.3.3　不仅是"游戏"

基于脑机接口的脑控游戏不仅为传统游戏带来更多的创新玩法和体验，还具有特别的教育价值和医疗价值。

例如，美国初创企业 NueroPlus 开发了一种脑电控制游戏帮助患有多动症的儿童。这款游戏通过手机或平板电脑的触摸屏来实现控制操作。儿童在游戏时需要佩戴一个专用的头戴式信号采集器，其中内置侦测脑电信号的传感器。该游戏能够测量和收集游戏玩家的各种脑电信号，包括标志注意力集中的信号（快速 β 波和慢速 θ 波之间的比率）。此外，游戏的脑电反馈机制能够帮助儿童更稳定地产生脑电信号，对游戏进行控制。

为了证明其产品的临床有效性，NeuroPlus 和美国杜克大学合作进行了临床有效性分析。试验选取了 60 名患有多动症的儿童并将他们随机分为两组，一组进行传统康复训练，另一组则是在传统康复训练的基础上，增加每周 3 次、每次 30 分钟的 NeuroPlus 游戏时间。经测试，患有多动症的儿童佩戴无线头戴式信号采集器，玩 10 周游戏后，表现出了更高的注意力。

荷兰企业 Play Nice Institute 开发了一款名为 *Mindlight* 的脑控游戏，就是为了让 8～16 岁的孩子克服焦虑性障碍，让孩子学会如何面对"恐惧事件"并战胜恐惧。在游戏过程中，孩子可以在一个安全的空间里，按照自己喜欢的速度学习控制焦虑。

在游戏过程中，孩子需要戴上 NeuroSky 的脑电头戴设备来检测实时的脑电波状态。游戏开始时，游戏中的角色小亚瑟会被父母带到一个黑暗的老宅门口，小亚瑟很快发现了一顶能够发出亮光的魔法帽。实际上，这顶魔法帽的亮度是由玩家的脑电波控制的。脑电传感器可以测量玩家的松弛和专注等状态，玩家越放松，魔法帽的灯越亮，而专注有利于解锁隐秘空间。

当小亚瑟得知自己的祖母已经屈服于阴暗时，便独自踏入老宅，在魔法帽灯光的帮助下拯救祖母。在身临其境的游戏世界中，孩子的心绪与小亚瑟相连，必须学会用强大的思想克服最大的恐惧。在这一过程中，通过游戏中的教训及越来越难的困惑和恐惧挑战，孩子将逐渐学会靠自己的意志力克服恐惧和焦虑，解决环境威胁和困扰自己的问题，实现借助脑机接口来治疗心理疾病。

当然，相关的脑控游戏还有更多，包括提升专注力的脑控游戏，或帮助中风患者进行康复训练的脑控游戏。可以说，基于脑机接口的脑控游戏代表了游戏领域的重大技术革命。这些游戏不仅为传统游戏带来更多创新玩法和体验，还为教育和医疗领域提供了创新工具和资源。

3.4　脑机接口增强军事力量

作为科技的"练兵场"，脑机接口在军事领域更是受到了关注。

当前，脑机接口的军事应用潜能正使其成为各国科技竞争的战略高地。未来，战争将朝智能化和科技化发展，战斗并不完全取决于传统战术和士兵的作战能力，更多的是取决于对科技力量的比拼。而脑机接口军事应用的加速，将进一步重塑战场形态，成为信息化战场和智能化战斗中最具有变革性的技术。

3.4.1　脑机接口"从军"

军事应用不会忽视任何创新技术。

早在 20 世纪 60 年代，美国国防部高级研究计划局就开始组建脑机接口研究团队。该局下属的信息处理技术办公室第一任主任约瑟夫·利克莱德提出了"人机共生"愿景。1974 年，美国国防部高级研究计划局资助了名为"紧密耦合人/机器系统"的脑机接口研究项目，并取得了一定的进展。

1998 年春，美国国防部著名信息战专家托马斯撰写了一篇文章，题目是《大脑没有防火墙》。文章明确提出美军在信息战方面存在重大隐患，那就是硬件建设不惜工本、设施齐备，却忽视了对操作这些硬件的关键因素——人的大脑、意识、精神的进攻与防护，而恰恰是这些"软"的东西，为信息进攻留下了没有设防的广袤空间。

进入千禧年，算力的快速提升与人体医学研究取得的一系列进展，使美国国防部高级研究计划局对于脑机接口的兴趣愈加浓厚，并相继资助了"认知增强""人类辅助神经设备"等一系列脑机接口项目研究。

美国纽约州立大学奥尔巴尼分校教授迈克·希尔在其《论后人类战争：计算与军事暴力》一书中指出，自"9·11"事件后，美国国家安全战略转变，神经科学的进步为军方提供了基于人类认知的新战场，而飞机、导弹、步枪或小型武器装置是人类认知状态的延伸。脑机接口有可能压缩"杀伤链"，超越传统的通过观察、分类再使用武器开火的射击方式。

美国国防部前副部长、军控和裁军总署前主任弗莱德也在其著作《国家的自我毁灭》中，对未来脑机技术的发展及应用前景给予了高度重视。他说："我们必须对人脑研究的发展进程加以关注。神经科学对人脑的功能——智力、意志、情感和神秘的'意识'功能的理解日益加深。"

近年来，美国国防部高级研究计划局每年在脑机接口项目上投入庞大的研究经费，积极开展相关的研发工作，更有效地推动了脑机接口在军事应用领域的快速发展。

脑联网：脑机接口构建的人类未来

　　具体来看，近年来，美国国防部高级研究计划局先后启动了"下一代非手术神经技术"项目、"恢复主动记忆"项目、"弥合差距+"项目和"神经工程系统设计"项目等多项脑机接口研发计划。

　　（1）"下一代非手术神经技术"项目旨在开发高性能的可以用作可穿戴设备的非侵入式神经接口，这种神经接口能够记录和刺激大脑的动态活动，具有高时间和高空间分辨率。这种新颖的神经接口将使神经回路用于研究大脑功能和大脑功能障碍，并开始设计精确的干预措施来治疗神经退行性疾病，如癫痫、阿尔茨海默病和帕金森病等。它也可以作为实现下一代脑机接口的非侵入式平台。该项目的最终目标是建立一种神经接口，使健全的战士能够快速、有效、直观地与军事系统进行无手交互。

　　（2）"恢复主动记忆"项目旨在开发一种侵入式接口，修复因头部损伤而受损的神经网络。这一项目无疑影响了很大一部分退伍军人，尤其是在战后心理干预与治疗方面，但也广泛适用于平民领域。这种侵入式接口被称为神经假体，有可能改善记忆，并让受试者回忆起在他们受伤之前发生的事情。该设备潜在的应用包括恢复那些遭受伤害和患有阿尔茨海默病等疾病的人的记忆，改善健康个体的记忆。

　　（3）"弥合差距+"项目旨在通过整合损伤稳定、再生治疗和功能恢复来开发治疗脊髓损伤的新方法。该项目将建立侵入式和自适应装置两种系统。第一种系统将在脊髓损伤的急性和亚急性期减少损伤的影响。该系统由主动设备组成，将进行实时生物标志物监测和干预，以稳定和重建损伤部位的神经通路，为临床医生提供以前无法获得的诊断信息，用于自动化或临床指导干预。第二种系统将主要解决慢性阶段的功能恢复，包括刺激和/或记录设备，可部署在神经系统或相关末端器官的任何部位，以有效地"桥接"脊髓损伤的间隙。

（4）"神经工程系统设计"项目旨在创建一种可以与大脑中超过100 万个神经元交流的神经连接。这种设备将能够在大脑和电子设备之间传输高分辨率信号，将脑电波和电突触信号转换成可以被计算机读取的二进制代码。换言之，该项目希望通过对电子设备的近心灵感应控制，使假肢变得像有机肢体一样易于控制和功能强大。

当然，美国国防部高级研究计划局资助的项目很多并未成功，获得该局资助的单位也在悄然发生变化。21 世纪初，该局大多数脑机接口合同都给了 Lockheed Martin、Boeing 和 Booz Allen Hamilton 这些大企业，近年来的项目更注重大学，这也说明一些新兴的研究成果对推动脑机接口发展的重要性。

美国国防部高级研究计划局的合同规模很大，许多签约方都是大型财团。大学和企业经常合作接受资金，将研究项目分包出去。例如，"革命性假肢"项目是由两个研究小组领导的，分别是 DEKA 公司和约翰斯·霍普金斯大学应用物理实验室的研究小组。DEKA 公司与两所大学和一家私人开发商合作，而约翰斯·霍普金斯大学应用物理实验室则将合同分包给 19 个初级承包商（大学和私人企业）、10 个二级分包商和来自 6 个国家的合作者。美国国防部高级研究计划局还通过公开支持和小企业创新赠款等机制，为这些命名项目之外的脑机接口研究提供资金。

例如，2021 年，美国布朗大学在美国国防部高级研究计划局资助下，开发出 Neurograins 神经颗粒电极，采用独立的无线微型神经传感器组成的协调网络，每个传感器大约只有一粒盐大小，用来记录和刺激大脑活动。研究小组将 48 个神经颗粒放在动物的大脑皮层上，成功记录了与自发大脑活动相关的特征神经信号。

美国国防部高级研究计划局已成为世界脑机接口领域投入资金量最大、资助时间最长的机构，其资金始终推动并引领全球脑机接口研究进程，尤其是脑机接口在军事领域的应用，如增强人类的训练与表现能力，让身体健全的士兵拥有"超能力"。

3.4.2 操控无人军事装备

作为实现智能人机交互高阶形态的关键途径，脑机接口在无人装备操控上展现出了重要的军事应用价值。

脑机接口实现了大脑与外部设备的双向通信，提供了一种混合人类力量和计算机力量的机制，并产生了前所未有的协同优势。以往的人机界面，如通过屏幕、文本或其他形式促进交流都是协助人类管理日益复杂的系统和信息的重要手段，而脑机接口可以进一步提高这种人机交互和协作的效率。

具体来看，尽管脑机接口的运行方式类似其他与计算机或智能手机通信完成任务的方式，如语音命令、触摸屏、键盘或鼠标，但其绕过了物理动作的中间步骤，使军事人员可以通过脑电波和意念直接控制机器人、无人机、战斗机和主动网络防御系统，或与计算机系统合作，在复杂的军事任务中成功完成多种任务。

一方面，军事人员可以操控机器人、无人机、战斗机，无需烦琐的物理操作。这意味着在高风险环境下，军事人员可以更安全地执行任务，同时更快速地做出反应，因为神经机制的反应速度远远快于人类肢体的反应速度。

另一方面，脑机接口还将帮助军事人员与计算机系统合作，以应对复杂的军事任务。这种合作不仅包括信息传递，还包括智能分析和决策。例如，在侦察任务中，军事人员可以通过脑机接口快速分析传感器数据，然后思考最佳行动方案，最后通过脑机接口将指令传达给装备。在未来的脑机接口团队中，人工智能可以分析有人驾驶的飞机或无人机的初始数据，甚至按照作战人员的需求直接生成相应的数据结果，将其直接传输到作战人员大脑的响应中心，从而进一步减轻认知负担。在作战中，脑机接口可以通过新的信息呈现方式，绕过物理感官，加速作战人员的观察、定位、决策与行动循环。这种高效的合作方式可以提高任务成功率，并减少对人员的依赖。

随着生物技术和信息技术的发展和交叉融合，脑机交互将是未来人机通信交互的最高形态。在军事领域，多国已经开始涉足研制脑控武器原型装备，即让武器装备按照人脑意念及思维运作。脑控战斗机、脑控机器人、脑控装甲车等未来武器装备或将实现"随心所动"的智能化操作，做到感知即决策、决策即打击，极大地提升装备的打击效能，引发武器装备操控模式的革命。

在这一方面，美国国防部高级研究计划局早在十多年前就已经开始了相关研究。美国国防部高级研究计划局在 2013 年的预算报告中披露了正在进行的名为"阿凡达"的研究项目，旨在打造出像电影《阿凡达》中一样可用人脑远程控制的"机器人军团"，让人类士兵与半智能两足机器人结成有效伙伴，让机器人成为"代理士兵"。遥控机器人将能够完成人类士兵的所有任务，包括打扫房间、站岗放哨、救护伤员等。

美国空军也在积极研究如何利用脑机接口提高战斗机飞行员的快速反应能力，其实施的替代控制技术计划中就包含对脑机接口的研究。2015 年，美国国防部高级研究计划局立项研发赋予战斗机飞行员同时操控多架飞机和无人机能力的技术和系统。2016 年，美国亚利桑那州立大学公布了一个关于脑机接口试验的视频，展示操作员利用脑机接口同时操作三架无人机。在视频中，该装置像一个游泳帽套在操作员头上，上面布满的电极中包括 130 个彩色传感器，这些传感器接收脑电波并精确解码后向无人机发出控制指令。三架无人机按照操作员的大脑意识——上升、下降、向左、向右——最后排列成整齐的一字队形在空中盘旋。2018 年 9 月，美国国防部高级研究计划局脑机接口项目负责人宣称："借助脑机接口和辅助决策系统，战斗机飞行员已经能够同时操控三架不同类型的飞机。"

美国军事领域的相关主体，希望通过人机交互系统，将脑控技术提升到新的水平。例如，诊断和治疗战斗中的疾病和创伤的可穿戴设备、辅助战场决策的增强现实程序，以及帮助军事人员提升力量的外骨骼装置。在未来的战场上，越来越多的研究预示着人类和机器之间的联系将更加紧密。

在未来的战场上，通过脑机接口，人类的思想可以被传导到人工智能软件或机器人上，从传感器或机器传回的信息将直接传到人类大脑。最终，人类和各种形态的机器士兵可以进行无缝协作——人机协同思考与远程机器作战。

正如美国国防部高级研究计划局前项目经理阿尔·埃蒙迪建议的那样，"随着我们逐渐接近未来，越来越多的自主系统将在军事行动中发挥更大的作用，神经接口技术可以帮助作战人员与这些系统进行更直观的交互"。

3.4.3　用意念进行军事通信

一直以来，加密与解密技术都是军事通信对抗的焦点和重点领域。在当前的军事通信中，加密与解密技术已经达到了一个新的高度，几乎是"道高一尺，魔高一丈"。与此同时，威胁也变得更加复杂和严峻。脑机接口作为一项新兴技术，如果成功用于军事通信，就将颠覆传统的通信技术体制，引发深刻的变革。

传统军事通信中的加密和解密依赖公开的技术知识。通信双方使用共同的数学基础和加密、解密算法，通过密钥来确保通信内容的保密性。因此，从理论上说，只要有足够的时间和计算资源，任何加密算法都可以被破译。这意味着，在传统通信中，加密算法的安全性取决于时间和计算资源的限制，而随着计算能力的增强，破解加密算法的难度逐渐降低。

然而，脑机接口通信颠覆了传统通信技术规则。这项技术允许通信双方在主体意识尚未明确的情况下进行通信。它通过读取大脑的信号，将思维和意识直接连接到通信系统中，使通信不再依赖传统的物理媒介或数学算法。这种方式的通信增加了获得对方通信信号的难度，因为通信内容完全依赖个体的思维和意识，而这些内容难以被外部窃取或解密。

脑机接口通信的颠覆性在于，它消除了传统通信的中间环节，不再需要传输和存储明文或加密文本。这使传统的窃密方法失效，因为无法截获或破解不存在的通信内容。同时，脑机接口通信也降低了传统窃密手段，如窃听、拦截和破译的效力，因为它们无法攻击和解读个体的思维和意识。

例如，美国陆军在 2008 年斥资 400 万美元，资助多所美国大学研究被称为没有扩音器的广播——"意识头盔"，旨在为未来的战场上的士兵提供通过脑电波进行快捷通信的能力。同年，美国陆军还制定了运用脑机技术开发"多人协同决策系统"十年规划，旨在利用群体的智慧和经验对战场态势和威胁进行科学判断、快速决策。多人决策脑机系统可以有效地融合一组人员的大脑活动，缩短决策时间，提高决策准确率。

可以说，采用脑机接口将人与机器进行有效集成，不仅是一种战术优势，还是战争中的核心战略优势。脑机接口系统可以实现"半人马作战"，在利用自主系统精确性和可靠性的同时，保持人类智能的稳健性和灵活性。

3.4.4　提高军事人员的认知能力

2006 年，美军全面总结了现代战争经验，引入并详细介绍了信息作战的三重空间：物理域、信息域和认知域。

物理域包括指挥与控制系统，以及支持个人和组织在陆、海、空、天领域开展行动的基本设施，在现代作战中处于基础地位。

信息域由信息和信息流组成，是指挥与控制时进行通信联络的区域，在现代战争中处于关键地位。

认知域则指人类认知活动涉及的范围和领域，是反映人的情感、意志、知识和信念等的无形空间。现代战场情况复杂多变，未知因素和突发状况增多，要求更加全面地监视战场和获取战场态势，更加快速地获取战场情况，更加准确地做出判断，并尽快做出决策和进行反击。而其中最关键的一环就是更加快速、高效、准确地完成对战场态势的正确认知。可以说，在现代战争中，认知域的重要性愈加重要。

美军曾经依据伊拉克战争和阿富汗战争的经验，做了一个试验：美国陆军第 3 骑兵团的士兵在第 82 战斗航空旅的支奴干（CH-47）直升机配合下执行巡逻任务。第 3 骑兵团的一支徒步小队突然遭遇躲在建筑物窗后的敌人猛烈袭击，在士兵尚未来得及报告和呼救之时，支奴干直升机快速抵达现场，汇总各方数据并快速处理之后，向躲在建筑物内的敌人展开猛烈攻击，并将战场态势实时传递给徒步小队的士兵和指挥部。

这一战场效果的达成，得益于美军研发的一套包含脑机接口的系统。该系统包括集成到士兵佩戴的眼镜中的移动式眼动追踪传感器和可以测量士兵脑电波的传感器。当士兵的视觉与战场环境接触时，系统会自动识别出与任务相关的物体与活动。随着汇集和积累的信号增多，人工智能系统经过复杂分析运算，了解士兵的意图，形成清晰的特征提取和更高层次的情感状态。甚至在士兵意识到其看到的对象之前，脑电信号已经被检测和传输；在士兵做出反应之前，攻击直升机已经展开了攻击。

除对战场态势的正确认知外，脑机接口还有助于赋能与认知相关的军事训练。美国国防部就在努力通过使用这一技术来加速军事训练，正如美国国防部高级研究计划局的定向神经可塑性训练计划描述的，军人通常需要具有特殊的技能，要求快速感知和准确判断，有效应对复杂行动。现有的培训项目是耗时的，并要求被培训者具有非常高的资质。通过电刺激或化学刺激，增强军人的认知能力，这可能带来潜在的军事应用，包括改善军人对作战任务的记忆。美国空军研究实验室的研究人员强调与高水平多任务环境相关的认知挑战，借此推动在军事背景下的与脑机智能相关的经颅直流电刺激应用研究。

脑机接口在军事领域的应用还能提高作战人员的注意力、警觉性，消除或减少痛苦，管理恐惧、压力等负面情绪。美国国防部高级研究计划局的电子处方项目就在于通过对疼痛、全身炎症、创伤后应激、严重焦虑和其他挑战的非药物治疗，刺激周围神经系统来支持军事战备。长期以来，指挥官一直在思考如何有效地让军人控制战场上的恐惧，而脑机接口在提高军人管理情绪的能力方面有很大潜力。

3.4.5　无人战场到来

脑机接口的军事应用，已经涵盖战场态势感知、信息处理与决策、战场反应与指挥控制等关键和核心的军事功能。美军认为，脑机接口已经成为人类的队友，而不仅是工具。如果说此前的武器系统不过是人类体能、技能和部分智能的拓展和延伸，那么脑机接口的出现，就使人与武器系统之间呈现出越来越难以区隔的趋势。未来的战场将不再是人的战场，而是由机器士兵主宰的，基于脑机接口控制技术的战场。

包括脑机接口在内的新信息技术在军事领域的成熟应用还将推动"军事奇点"的到来，使战争进入无人战场时代。

传统战争往往依赖士兵的体能和技能，随着脑机接口和人工智能技术的进步，士兵可以通过直接连接到计算机系统的方式来操控军事装备，更精准地执行命令，并增强其感知和决策能力；同时，与人工智能进行有效互动，以在最短的时间内对机器进行人工监督。换言之，未来的战争可能不再需要大规模的地面部队，而是依赖高度智能化的无人机、机器人和无人战车来执行任务。甚至枪炮的发射，都将由脑机接口远程控制来实现。

脑机接口未来还可以与数字孪生战场进行整合，通过数字孪生技术与物联网将武器系统连接起来，实时监控战场与武器系统的状态，从而提高战备水平。数字孪生战场具有非常重要的战术应用前景，融入脑机接口之后，其作用可以得到强化。

此外，在未来的战场上，士兵还可以通过可穿戴设备，实时监测自身的生理状况，包括心率、体温和血氧水平。如果士兵受伤或陷入危险，这些设备就会自动发送信号，通知指挥部并请求救援。士兵也可以发送相关的指令，让就近的无人机或者战车，将相关的救援物资投送到指定的位置，这将最大限度地减少士兵的伤亡，增加他们在恶劣条件下的生存机会。

当然，新技术的潜在应用，也对未来的作战人员提出了更高的要求。例如：从人类与机器的网络中消化并集成大量数据；更迅速地做出决策，适应人工智能、自主武器系统的进步及连通性的增强；对更多数量和类型的机器人进行监控，包括蜂群机器人。而这些新型战争技术的实现，依赖脑机接口、数字孪生、人工智能等技术的融合。

美国国防部前副部长罗伯特·沃克曾经表示，"冷战时期的主流是装甲旅、机械化步兵旅、多管火箭系统营、自行火炮营、战术战斗机中队等。现在，军事领域的主流是机器学习和人机协同，允许机器帮助人类做出更好的决定，辅助人类工作"。而实现人机协同的最好交互方式，正是脑机接口。在未来的战场上，人类的思想很可能被输入人工智能软件或机器人，信息从传感器和机器直接传回人脑。最终，人类和机器可以在认知上无缝协作、共同思考，而这背后的关键就是脑机接口引发的新革命。

第 4 章

脑机接口掘金路

4.1　脑机热潮来到

得益于底层技术的跃进，脑机接口正在从科幻走向现实，从研究走向应用，同时在市场掀起一片热潮。脑机接口是这个时代比人工智能更具有颠覆性的技术，是人类社会的一次新进化。

4.1.1　脑机接口走向产业落地

随着脑科学、类脑科学和人工智能技术的不断进步，脑机接口受到了更多的关注。2019 年，Facebook 宣布以约 10 亿美元收购脑机接口初创企业 CTRL-Labs，马斯克旗下的脑机接口初创企业 Neuralink 公开最新研究成果，使脑机接口从实验室被推向了公众视野，并走向产业落地。

根据研究机构 IMARC Group 的数据，全球脑机接口的市场规模在 2021 年达到了 15 亿美元，预计到 2027 年全球脑机接口市场规模将达到 33 亿美元。国信证券预计，脑机接口相关市场规模在 2030—2040 年可达 700 亿～2000 亿美元。

美国、日本、欧洲在脑机接口领域的布局相对较早，通过长期资本注入和技术积累，在全球脑机接口领域占据领先地位。

其中，美国的优势主要体现在技术的深度和广度（如侵入式脑机接口）两个层面，是全球脑机接口技术的领先者。例如，马斯克在 2016 年成立的脑机接口企业 Neuralink，在 2023 年 5 月已经获批进行人体临床试验。此外，麻省总医院等联合设立的脑机接口联盟企业 BrainGate，比尔·盖茨和杰夫·贝索斯联合设立的企业 Synchron 等都已经开始进行相关研究。当然，其中还包括一些没有对外公布研究成果的脑机接口技术组织与企业，IBM 就是其中之一。

我国在脑机接口方面起步相对较晚，但在商业化应用探索方面进展非常快速，同时在与脑机接口相关的产业链方面制定了专业的支持政策。据统计，当前我国已有众多脑科学和类脑科学研究项目正在推进，其中包括很多脑机接口项目。例如，2023 年 5 月 4 日，全球首例非人灵长类动物介入式脑机接口试验在北京获得成功，该试验实现了猴脑通过介入式脑机接口控制机械臂。

2023 年 10 月 19 日，上海市精神卫生中心闵行院区，一名 26 岁的男子接受了脑深部电极植入术。院方透露，这名患者曾经在全国各地寻求治疗多年，被明确诊断为强迫症，也尝试了很多种药物疗法，但效果都不理想。这位患者主要的病症就是大脑无法自控，每天都会反复思考一些问题，如"人为什么活着""恋爱关系到底需不需要"等。他每天至少要花一半的时间去思考这些问题，尽管他想停止这种思考，但难以自控。大量的反复思考让他没有办法做其他有意义的事情，连工作也被迫停止了。

这位患者到上海市精神卫生中心闵行院区接受诊治后，医生制定了使用脑机接口的治疗方案。在这场手术中，医生通过微创手术将直径 1.27 毫米的电极植入患者脑内目标核团，通过植入胸部皮下的刺激器输出不同参数的刺激信号，达到治疗强迫症的目的。手术历时 3 小时，术后复查显示，其植入靶点准确无误，手术非常成功。

对于治疗精神疾病，基于脑机接口的脑深部电极植入术，起效比化学药物更快，术后 1 个月开机时就可以初步见效，术后 2～3 个月调整刺激参数后，患者的症状通常能够获得明显好转。经脑深部电刺激治疗后，多数患者可以减少抗精神病药物的用量甚至停药，达到最佳的临床治疗效果。

这让我们看到，尽管我国在脑机接口方面起步较美国晚，但在实际应用层面的探索走得相对比较快。同时，国内的脑机接口行业也正在成为继人工智能之后的投资热点。国内互联网科技巨头企业纷纷介入脑机接口领域，阿里巴巴、华为、腾讯等企业以投资并购方式入局脑机接口领域。同时，脑机接口领域的创新企业开始涌现，行业融资事件爆发。

根据睿兽分析的数据，从 2014 年到 2023 年 8 月 20 日，我国脑机接口行业发生融资事件 170 起，涉及企业 60 家，已披露融资金额事件 78 起，已披露融资总额 58.45 亿元，涉及投资机构 149 家。从发生的融资事件和融资金额来看，2014—2020 年属于平稳上升期；2021 年与 2022 年属于爆发期，两年的投融资事件占总数的 41.1%；两年披露的融资总额为 42.17 亿元，占历年融资总额的 72.1%。

脑机接口是很多学科交叉形成的一个科学领域，是绝对硬核的一项科技，并非其他领域研究的技术延伸，而是重要的技术汇聚。脑机接口是未来不可或缺的前沿技术，脑机接口可以影响的应用领域包括医疗、教育等，具有巨大的市场空间。

4.1.2　脑机接口产业链

脑机接口产业链可以分为上游、中游和下游三个环节。

上游包括脑电采集设备（如非侵入式电极和侵入式微电极）、脑机接口芯片、处理计算机/数据集和处理算法、操作系统级分析软件和外部嵌套等。中游主要包括脑机接口产品提供商。下游包括医疗保健、教育培训、游戏娱乐、智能家居、国防军事等应用领域。从产业链各环节的参与者来看，脑机接口产业上游参与者包括芯片和脑电采集设备商、操作系统和软件商、数据分析商等，中游主要是脑机接口产品的提供商，下游包括各种应用领域。

1. 上游：以脑机接口芯片和算法为核心技术壁垒

当前，全球脑机接口产业链发展还处于初期阶段，上游是硬件、软件与脑功能研究，硬件层包括脑电采集设备和外控外联设备。脑电采集设备包括核心部件和器件、电极、脑机接口芯片、电源和材料；外控外联设备包括机械臂、仿生手、无人机等。软件层包括生物信号分析、核心算法、通信计算和隐私保护。脑功能研究在一定程度上也属于软件仿真和实现的重要方面。随着对脑功能的不断认知，通过采集获取的数据量越来越大，未来将陆续面临数据压缩和存储，以及高通量高速数据无线传输等方面的挑战。此外，基于脑电的信息认证及信息安全、隐私保护也是软件层需要重点研究和解决的问题。

在产业链上游，构成核心壁垒的是脑机接口芯片和算法。在国内市场上，脑机接口产业链发展还不够完善，脑机接口芯片等环节较为薄弱，脑机接口芯片供应商主要以德州仪器、意法半导体等国际大厂为主。

具体来看，脑机接口芯片涵盖模拟、数字、通信等多种功能。脑机接口芯片需要同时实现高集成度、低功耗、高稳定性，尤其对于侵入式脑机接口而言，具有极高的设计和工艺门槛。现在，脑机接口芯片主要有两种方案——通用方案（通用芯片）和专用方案。通用方案适用于多种应用场景，而专用方案针对特定的应用场景进行设计，因此具有更高的性能，功耗得到优化。一些企业和高校已经开始自主设计脑机接口专用芯片。例如，Neuralink、布朗大学和复旦大学等，这些芯片设计和制造都比较复杂。

在信号处理环节中，特征提取和识别分类的主流方法是机器学习，目前业界正在尝试深度学习，以期提高计算速度和分类正确率。两种方法各有所长，适用场合不同，无法相互替代。

无论是机器学习还是深度学习，算法模型的建立和训练都需要大量大脑相关数据支持，当前算法模型的一大难点是底层数据采集不够，没有足够庞大的数据训练集来提升模型精度。增加底层数据收集是算法进步的关键。从具体路径来看，可以通过与基层医疗机构合作收集基层患者相关数据，从而构建大脑疾病病理数据库，利用增量数据实现算法的动态更新，不断提升大脑疾病算法模型的精度，增强疾病诊断的能力。

除脑机接口芯片和算法外，脑机接口产业链上游还包括脑电采集设备、外部设备等。其中，脑机接口电极是脑电信号采集和获取的重要设备。按照信号采集方式的不同，脑机接口电极主要分为侵入式和非侵入式两种技术路线。侵入式脑机接口电极主要分为刚性电极和柔性电极，非侵入式脑机接口电极主要分为湿电极、干电极和半干电极。

与脑机接口通信或可控制的外部设备主要包括计算机系统（如操作字符输入、光标移动等）、机器系统（如机器人、机械臂、无人机等）。天津大学神经工程团队是国内最先从事脑机接口研究的团队之一，天津大学神经工程团队研发的全球首台适用于全肢体中风康复的"纯意念控制"人工神经机器人系统"神工—神机"（神工一号）通过原国家食品药品监督管理总局的检测，主要性能指标处于国际领先水平。

2.　中游：脑机接口产品

当前，非侵入式脑机接口是脑机接口领域的主流研究方向，非侵入式脑机接口可以用于康复训练、教育娱乐、智能生活、生产制造等众多方面，国内外已有相关试用或应用案例。根据中商情报网 2023 年发布的数据，非侵入式脑机接口约占脑机接口市场的 86%。侵入式脑机接口壁垒和成本较高，主要用于医疗健康领域，其市场占比约为 14%。

随着脑机接口的进步，行业专利数量快速增长，产业发展正走向商业化早期阶段。目前，全球提供脑机接口产品和业务的企业有两百余家，主要集中在美国和我国。

我国脑机接口产业正处于产业发展初期，行业内大部分企业规模较小。从企业布局来看，在我国脑机接口行业获得融资的企业中，仅脑虎科技、宁矩科技、阶梯医疗、应脉医疗、博睿康等少数几家企业布局了侵入式脑机接口，其他企业均专注于非侵入式脑机接口。

3. 下游：医疗应用仍是主流方向

脑机接口可以直接实现大脑与外部设备的交互，跨越常规的大脑信息输出通路，其技术潜力不容小觑。未来，脑机接口将广泛覆盖下游应用领域，包括医疗、教育、娱乐、智能家居、军事和其他领域，并成为人机交互的重要形式之一。

不过，医疗应用目前仍然是脑机接口的主流应用方向，也是目前最接近商业化应用的领域。相关数据显示，2020 年脑机接口在医疗领域的市场占比达 62%。在疾病治疗、功能恢复上，脑机接口被广泛用于康复治疗、疼痛管理、脑机控制假肢等方面。除此之外，脑机接口在神经科学、心理学、认知科学等领域也得到了广泛的应用。

事实上，脑机接口最初被提出的时候，就是用于医疗领域，目的是帮助残疾人重新行走。在肢体运动障碍诊疗应用方面，脑机接口包括辅助性脑机接口与康复性脑机接口。

辅助性脑机接口是通过脑机接口设备获取患者的运动意图，实现对假肢、外骨骼或轮椅等外部设备的控制。例如，BrainCo 旗下的 Brain Robotics 可以直接与肢体残端的神经和肌肉对接，用户可以通过自己的大脑来控制它。康复性脑机接口则是基于中枢神经系统，具备可塑性，经过脑机接口直接作用于大脑进行重复性反馈刺激，可以增强神经元突触之间的联系，有助于康复。康复性脑机接口常与虚拟现实设备结合，创建脑机接口同步闭环康复系统，模拟产生三维虚拟场景，并通过虚拟现实设备向用户进行视觉反馈。

在意识与认知障碍诊疗应用上，脑机接口可以获取并分析"植物人"患者的脑电信号，掌握患者的意识状态，实现对意识障碍的诊断与评定，甚至与意识障碍患者进行交流。脑机接口有助于医生判别患者是否有唤醒和康复的可能，有针对性地采取治疗措施。

除医疗领域外，脑机接口在娱乐领域也已经步入商业化阶段。美国科技企业 Cognixion 于 2020 年发布了基于脑机接口的增强现实头戴显示器，可以在屏幕、游戏、电话、办公影音等多种场景实现沉浸式体验。云睿智能（EEGSmart）开发出了基于脑机接口的用意念操控的无人机。目前，脑机接口游戏产品主要以评估专注力为主的初级游戏为主。游戏模式相对简单，与移动游戏产业最初的"捕鱼""切水果"模式类似。

可以预见，在未来三到五年里，临床医疗应用仍然是脑机接口应用的主流方向。同时，随着技术的发展和政策的支持，脑机接口将会出现更多的应用场景，患者和消费者将尽快享受到行业发展的成果。

4.1.3　脑机接口投资观察

当前脑机接口主要还处于研发阶段，但基于脑机接口的产业链和脑机接口的投资逻辑已经相当清晰。

脑联网：脑机接口构建的人类未来

（1）脑机接口产业链上游的脑电设备零部件是产业链中最有技术含量的，难度最大，价值最高。

按照脑电波采集方式的不同，脑机接口可以分为侵入式和非侵入式，分别适合不同的应用领域。

侵入式技术使用颅骨开创手术，将电极植入大脑内部，或者将脑硬膜贴合在大脑皮层表面。这种技术主要应用在医疗领域，最可能率先落地的是神经专科或者瘫痪康复领域。

非侵入式技术采用在头皮上面贴附电极的方式，简单易行、安全无创、成本低廉，因此可以用于更广泛的领域，包括康复训练、教育娱乐、智能生活、生产制造等方面。

按照信息流走向进行划分，脑机接口可以分为输出型、输入型与闭环反馈型。其中，闭环反馈型脑机接口具有广阔的应用前景，技术壁垒非常高。

（2）在中游脑电平台和接口设备方面，需要上游技术进入商用阶段以后，才会有成熟的供应商链条。

（3）下游应用场景主要还是和其他成熟产业相互结合，属于新技术的外延性应用，一旦上游技术成熟，落地应用很快。例如，脑机接口用于临床诊疗及神经康复领域，可以帮助患者恢复肢体功能、控制假肢等辅助设备，也可以改善大脑认知能力。在娱乐方面，脑机接口可以作为游戏和虚拟现实设备控制器，使玩家可以通过思维来进行游戏或互动。在教育方面，脑机接口可以用于认知、注意力等方面的训练。

从技术难度、商业模式与应用场景、核心壁垒和基础设施几个方面综合来看，侵入式技术路线在临床应用方面具有明显的刚需，针对多种临床疾病具有实际的治疗效果。这一领域的竞争主要集中在技术门槛上，涵盖硬科技和高端制造领域，其中包括电极制造、电极植入过程，以及相关的芯片和算法开发。因此，对于投资者而言，关注相关企业具有重要意义。

此外，值得关注的是非侵入式技术路线。非侵入式脑机接口目前尚未达到侵入式脑机接口的临床应用水平，但在特定领域具有潜力。在特定领域，非侵入式脑机接口可能渗透并占据一部分侵入式脑机接口的市场份额。然而，需要指出的是，侵入式和非侵入式技术路线在未来很可能是相辅相成的，投资者应该长期关注两个方向的发展。

总的来说，脑机接口具有广泛的潜力，不仅能够为医疗领域提供创新的治疗方法，还可以用于其他领域，如娱乐和通信。因此，投资者应该密切关注技术发展和市场变化，以把握脑机接口领域的投资机会。

4.2　"独角兽"的领先方案

4.2.1　Neuralink：马斯克的脑机接口梦

在脑机接口领域，成立于 2016 年、由马斯克创立的 Neuralink，未必是脑机接口技术最先进的，但绝对是最"出圈"的一家脑机接口企业。

1. 侵入式脑机接口的开拓者

2016 年，马斯克和一群神经科学家成立了 Neuralink。作为一家脑机接口企业，Neuralink 致力于开发侵入式脑机接口设备，以实现人脑与计算机和其他设备之间的直接通信。

我们知道脑机接口分为两种模式，即需要进行开颅手术的侵入式和置于表皮的非侵入式。侵入式难度更高，虽然读取的脑电信号更清晰，但风险系数更大。一向"不走寻常路"的马斯克，决定选择侵入式脑机接口。按照马斯克的设想，给人脑植入芯片，与计算机之间建立一种无线联系，可以增强人类大脑的计算和记忆能力，并治疗疾病。而借助智能外置肢体，我们就可以让人体生理功能增强。

2019 年，Neuralink 发布了首款产品，采用"脑后插管"技术，通过向大脑植入电极的方式来读取大脑信号，并实现用 iPhone 进行控制。

该产品的使用具体可以分成以下三步。

（1）用"缝纫机"和激光在头骨上钻孔。当然，这不是传统意义上的在脑袋上打洞，神经外科"缝纫机"每分钟能够植入六根线，且是微创、无血的方式。

（2）向大脑植入定制芯片，以便更好地读取和放大来自大脑的信号。定制芯片需要植入大脑的特定位置。其中，三个芯片位于运动区域，一个芯片位于感受区域，而唯一外置的设备安装在耳后，内含一枚电池。

（3）信息的导出。这个步骤需要使用一种直径 4～6 微米的线，这些柔韧的线实际上是一种用类似玻璃纸的材料做绝缘体，包含一系列连接微小电极或传感器的导线。与其他脑机接口使用的材料相比，它不仅对大脑的损害更小，而且能够传输更多的数据。

2020 年，Neuralink 开发出一款名为"N1"的芯片，将其植入一只小猪的大脑皮层中，成功演示了小猪脑部的实时神经元活动。Neuralink 推出的新设备被命名为 the Link V 0.9 版。较之初代设备，新设备植入步骤相差不大，但脑机接口尺寸更小、性能更好，和苹果手表等智能手表一样能够待机一整天，在睡觉的时候无线充电。为了展示新设备，马斯克在发布会现场展示了一群试验猪。这些试验猪之前曾经接受过外科手术，由手术机器人将新设备植入猪脑，时长约 7 分 10 秒。结果显示，这些猪的大脑活动可以无线传输到附近一台计算机上。当马斯克抚摸猪的鼻子时，现场人员可以看到这些猪的大脑神经元有所反应。

2021 年，Neuralink 又推出了新成果：在一只猕猴大脑中植入芯片，将其脑电波转变为计算机指令，最终玩起了电子游戏。2022 年底，Neuralink 更进一步，可以让猕猴通过意念打字，并打出了两句完整的话。猕猴不是真的学会了打字，而是受设备所控，但这足以证明动物可以有效完成特定任务。

在动物上取得的成果显然无法让马斯克满足，他自始至终都想展开人体试验。马斯克屡屡把"人体试验"挂在嘴边，并不止一次宣称，计划在自己的大脑中植入脑机接口设备。2023 年，Neuralink 人体试验获批，马斯克终于能够施展自己的计划。

2. 延宕多年的人体试验

Neuralink 脑机接口人体试验可以说是万众瞩目，被人们期待已久。

从 2019 年开始，马斯克几乎每年都宣称 Neuralink 马上就可以进行人体试验。事实上，从 2019 年至今，美国食品药品监督管理局以安全风险为由，至少先后两次拒绝了 Neuralink 进行所谓的"大脑植入以治疗瘫痪和失明等疑难病症的人体试验"。

2022 年，美国食品药品监督管理局拒绝了 Neuralink 脑机接口的人体临床试验申请。根据美国食品药品监督管理局的说法，Neuralink 没有提供足够的数据来说明该设备的安全性和有效性。此外，该机构还担心该设备可能对患者造成永久性伤害。

根据路透社此前的报道，6 名 Neuralink 现任和前任员工称，美国食品药品监督管理局的一个严重担忧涉及该设备连接电极的细线可能迁移到大脑其他区域。迁移的细线可能引起炎症，损害大脑关键区域的功能并导致血管破裂。细线迁移问题也会削弱设备的有效性，导致手术移除风险。

在电池安全性方面，美国食品药品监督管理局也存在担忧。6 名 Neuralink 现任和前任员工表示，企业需要在动物研究中证明电池不太可能发生故障。如果设备中与电池相连的任何组件出现故障，电流就有可能损害脑组织。

美国食品药品监督管理局还提出是否可以在不损坏脑组织的情况下移除该设备的问题。在此前 Neuralink 的报告中，Neuralink 的专家承认美国食品药品监督管理局的担忧，但并未做出具体回应。此外，美国食品药品监督管理局还担心该设备可能过热，损坏脑组织。

不仅如此，近几年来，Neuralink 还因被控告虐待动物而备受争议。2022 年，Neuralink 因涉嫌侵犯动物权益遭受美国联邦调查。控告者认为该企业的动物实验过于匆忙，造成了不必要的动物痛苦和死亡。

在经过数个月调整后，Neuralink 宣称基本解决了美国食品药品监督管理局提出的这些问题，化解了人们对于将芯片植入人体的安全性疑虑。2023 年 5 月，Neuralink 终于官宣获得美国食品药品监督管理局批准，可以进行人体临床试验。

2023 年 9 月 19 日，Neuralink 为其脑机接口设备的首次人体临床试验招募参与者，用以评估其设备的安全性和有效性，即瘫痪患者能否用意念控制外部设备。这项名为 "PRIME"（"精确机器人植入脑机接口"的英文缩写）的试验使用手术机器人（R1）把植入物（N1）放入大脑控制运动意念的区域。植入物是一种具有超细柔性的线，可以记录大脑信号并将其无线传输到解码运动意图的应用程序。

Neuralink 表示，公司正在寻找因脊髓损伤或渐冻症导致四肢瘫痪且伤后至少一年未见好转的试验参与者。主要试验将耗时 18 个月，若包括长期跟进会诊在内，整个临床试验将耗时约 6 年。

2024 年 1 月，Neuralink 完成首例人类脑机接口芯片植入手术，首位受试者 Noland Arbaugh 术后成功实现通过意念操控计算机，可自主完成网页浏览、电子游戏等交互行为。同年 8 月，第二名受试者 Alex 接受设备植入，他通过脑机接口实现了 3D 建模设计与游戏操作，标志着该技术向多元化应用场景拓展。同年 11 月，Neuralink 宣布启动新研究，探索利用脑机接口操控机械臂的可行性，目标为瘫痪患者构建自主行动能力。

2025 年 1 月，马斯克披露，Neuralink 已为第三名受试者完成设备植入，并计划于同年内将临床试验规模扩大至 20 至 30 例，加速推进技术落地。

这些进展让我们看到，Neuralink 在脑机接口技术的研发和应用方面取得的重要突破。可以说，Neuralink 作为全球知名的脑机接口公司使"脑机接口"这一概念被更多的人了解，尽管在临床试验中屡屡受阻，但其拥有强大的技术实力和雄厚的资金，仍然颇具优势。当然，Neuralink 的野心远不止于此，按照马斯克近年来在多个场合的表述，Neuralink 在短期内的目标是恢复失明者的视力，并让瘫痪人士恢复全身运动功能，最终的目的是实现人脑与计算机协同工作的"人机共生"。

4.2.2 Synchron：全球首家获准进行人体试验的企业

在脑机接口领域，Synchron 是 Neuralink 的强劲对手。Synchron 成立于 2012 年，总部位于美国，在澳大利亚墨尔本设有研发机构。

2016 年 4 月，Synchron 宣布收购澳大利亚脑机接口企业 SmartStent，后者拥有美国国防部高级研究计划局和墨尔本大学等联合开发的用于瘫瘫和脑部病变患者的侵入式脑机接口，能够检测大脑信号。SmartStent 的两位创始人，墨尔本大学副教授托马斯·奥克斯利和尼古拉斯·奥皮加入了 Synchron 团队。

Synchron 也是全球第一家获得美国食品药品监督管理局批准对永久植入性设备进行人体临床试验的脑机接口企业，其获得先发优势的原因主要在于两个方面：产品优势和对植入方法的创新。

（1）在产品优势方面，Synchron 开发了一款名为"Stentrode"的血管内电极阵列产品，这款产品旨在记录大脑和神经运动。Stentrode 直径仅 8 毫米，长度仅 40 毫米，能够携带 16 个电极传感装置。Stentrode 体积小巧，易于植入，仅需 2 小时即可完成。此外，Stentrode 使用柔性镍钛合金制成，该种材料被广泛用于侵入式医疗器械，具有良好的生物相容性。

（2）在对植入方法的创新方面，Synchron 选择了和 Neuralink 不同的技术路线。Synchron 采取的是半侵入式脑机接口技术路线。Synchron 采用神经介入方法，通过颈静脉将 Stentrode 植入患者大脑运动皮层下，然后将其与血管壁进行固定融合。这种方法可以避免开颅手术，安全性更高，感染风险更小，因此受到的法规监管更为宽松，能够更快进入临床试验。

Synchron 的临床试验已经取得了不错的效果。2019 年，Synchron 在澳大利亚对四名渐冻症患者进行了试验，术后患者可以完成发送电子邮件甚至推文，以及访问网上银行、进行远程医疗访问等操作。一年期的数据显示，该试验未发生任何不良反应。

2021 年 7 月，Synchron 通过了美国食品药品监督管理局临床研究性器械豁免申请。一年后，Synchron 经过美国食品药品监督管理局批准，在美国西奈山医院招募了一名患者进行临床试验。Synchron 首席执行官兼创始人托马斯·奥克斯利说："我们的技术是为数百万名失去双手控制数字设备能力的人服务的。我们很高兴将可扩展的脑机接口解决方案推向市场，该解决方案有可能改变许多人的生活。"

2023 年，Synchron 透露，该企业正在美国和澳大利亚进行人体临床试验，以证明其脑机接口的安全性。Synchron 表示，正在招募患者参加一项早期可行性试验，以证明该技术对人体是安全的。在研究期间，6 名患者将被植入 Synchron 的脑血管支架。

当 Synchron 的脑血管支架被植入人体时，就可以采集人脑数据，并将其发送给外部设备，从而达到控制电子设备的目的。托马斯·奥克斯利表示，将这种设备植入大脑运动皮层旁的大静脉血管中，相当于在大脑中建起了一条天然的高速公路。

不过，相比植入脑组织的设备，Synchron 的脑血管支架并没有直接接触脑组织，因此大脑信号质量并不完美，但更加安全。相比 Synchron，Neuralink 虽然能够通过侵入式脑机接口获得更准确的数据，但在伦理方面需要面对更大的挑战。Synchron 的技术安全性更高，不论是用户接受度，还是在临床应用的安全性方面，都是值得重视的方向。

2022 年 12 月，Synchron 宣布完成了一轮 7500 万美元的融资，其中包括来自盖茨和贝索斯的投资公司的资金。

总的来说，Synchron 是目前全球脑机接口在医疗领域最接近商业化应用的企业之一，其产品在瘫痪患者群体中的应用潜力令人期待。

4.2.3　BrainCo：在产品落地方面遥遥领先

作为哈佛大学脑科学中心博士生，神经科学、脑机接口领域专家，韩璧丞致力于非侵入式脑机接口的研发和行业应用。2015 年，他在哈佛大学脑科学中心攻读博士学位期间，创立了 BrainCo，也称作强脑科技。

BrainCo 致力于将脑机接口底层技术用于不同领域，在不同领域打造颠覆性产品，包括 BrainRobotics 智能仿生手、针对孤独症进行干预的 StarKids 开星果脑机接口社交沟通系统、EMG+肌电反馈产品、Mobius 智能仿生腿、FocusZen/OxyZen 冥想系列产品等。BrainCo 在产品落地与商业化道路上遥遥领先，一直被视为非侵入式脑机接口领域的领军企业。

具体来看，在康复方面，BrainCo 开发了 BrainRobotics 智能仿生手，这是一款融合脑机接口与人工智能算法的高科技残疾辅具，这款产品可以通过识别佩戴者的手臂肌肉神经信号，让上臂截肢患者像控制自己的真手一样控制智能仿生手，做到手随心动。2019 年，BrainRobotics 智能仿生手被美国《时代》杂志评为年度百大最佳发明之一。2020 年，该产品获得德国红点设计大奖。

2020 年，BrainCo 推出了 FocusZen 系列产品。这一系列产品致力于将冥想与正念具象化，针对长期以来只能靠"意会"和"感受"而无法得到实时反馈的问题，提出了其特有的解决方案。FocusZen 系列产品将冥想与实时脑电波监测结合，给予用户即时的脑电数据反馈，让用户能够更直观地了解自己当下的状态，从而帮助初级冥想者进行习惯养成，获得进阶。另外，FocusZen 系列产品也与国内外众多冥想大师进行合作，优化用户的冥想体验，为用户提供更为系统而科学的冥想训练。

在教育领域，BrainCo 开发了 Focus 专注力提升系统，这是一款大脑训练提升系统。该系统结合不同的软件应用，可以针对不同人群，对大脑功能进行有效的提升。该系统在教育、体育、冥想、孤独症康复等领域有极为广泛的应用，已经被美国国家举重队、耶鲁夏校（耶鲁全球青年学者项目）、意大利 F1 训练集团采用。2018 年，美国航空航天局官网对 Focus 专注力训练设备进行了深度报道。2020 年，该系统被纳入中国教育部学校规划建设发展中心"未来学校研究与实验计划"重大创新成果产品库。

2023 年，BrainCo 发布深海豚（Easleep）智能脑机安睡仪。该产品聚焦睡眠问题，基于强大的精准脑电图与人体体征信号检测技术，结合经颅微电流刺激（CES）物理助眠、双声拍与多重音波结合认知行为疗法，通过人工智能算法，为用户打造睡眠问题整体解决方案。该产品一上市，便多次蝉联天猫"睡眠仪热销榜"榜首。

2023 年 10 月 22 日，第 4 届亚洲残疾人运动会在杭州正式开幕。在开幕式上，中国代表团游泳队的徐佳玲作为最后一棒火炬手登场。她穿戴的就是 BrainCo 智能仿生手。在火炬塔前，徐佳玲用"意识"对仿生手进行操控，大拇指内收，五指并拢后稳稳地与"桂冠"交握。随后，她稳步走到火炬塔前，俯身点火。这是全世界第一个脑机接口智能仿生手在国际体育赛事上点燃圣火，也是脑机接口与智能假肢技术融合的再次生活化应用。

2023 年 10 月 19 日上午，在亚洲残疾人运动会火炬传递过程中，第 79 棒火炬手叶金燕穿戴 BrainCo 研发的智能仿生腿。借助智能假肢与脑机接口的连接，叶金燕稳稳地完成了火炬传递任务，展现了科技带来的力量。

从这些实际的应用案例来看，脑机接口与智能假肢融合是脑机接口非常重要的一个应用方向。国家统计局数据显示，截至 2023 年，我国残疾人总人数超过 8500 万人，相当于每 16 个中国人中就有一位残疾人士，这是一个数量庞大的群体。由于生理与心理的原因，残疾人日常不太愿意出门，我们在街道上很少看到他们的身影。借助脑机接口与智能假肢技术，不论是听觉、视觉或者肢体残缺，都能依靠科技的力量修复，都能让身体功能正常化，最大限度地让残疾群体生活正常化。

4.2.4 脑虎科技：国内柔性电极材料领先开发商

脑虎科技成立于 2021 年，是一家以柔性脑机接口保护和探索大脑的生命科技企业。脑虎科技依托中国科学院上海微系统与信息技术研究所，在柔性材料的开发和应用方面实现了一系列技术突破。脑虎科技已经完成上千例临床前动物实验验证，是国内首家通过柔性脑机接口临床伦理审批的企业。

脑虎科技的柔性电极具有以下技术优势。

1. 高通量

借鉴高通量设计思路，脑虎科技的相关技术能够同时记录千量级大脑神经元的数据。

2. 柔性

脑虎科技独辟蹊径，首次将我国传统材料蚕丝用于脑电极的植入，开发出蚕丝蛋白微创植入技术。蚕丝蛋白具有天然抗菌、可降解、力学强度高等特性，以蚕丝蛋白为主体的柔性电极相应继承了其自然属性，在生物相容性、机械强度上比化学合成材料电极有优势。这一刚柔相济的"中国式创新"，突破了脑机接口临床应用的一个关键瓶颈。脑虎科技创始人兼首席执行官彭雷表示，基于蚕丝蛋白的可控降解特性，用蛋白浸涂电极，使其暂时硬化；将电极植入大脑后，蛋白溶解，电极恢复柔性；无须外加引导装置，通过电极微创植入，就可以免去大范围开颅带来的伤害，有效解决了神经电极在植入时产生大的创伤的问题。此外，使用神经电极精准定位技术，可以自动植入电极并绕过血管，从而避免进一步损伤。而且，电极植入后与脑组织的排异反应较小，安全程度高。

3. 微创

微创植入能够最大可能地减少创伤。一方面，脑虎科技利用蚕丝蛋白，把电极柔软的表面固化，让电极硬度介于血管和脑组织之间，方便植入；电极植入完成后，蚕丝蛋白便会溶解，逐渐恢复之前的柔软。另一方面，脑虎科技使用半自动手术机器人，该机器人实现了电极植入的一键式全自动操作，以及全程无菌操作，植入精度高。

目前，脑虎科技主要面向的市场有两个：一个是以"脑计划"为依托的科研市场，主要是助力脑计划的基础研究工具平台；另一个是明确医学价值的医疗市场，针对明确的适应证，如渐冻症、高位截瘫、失明等。

在 2023 年的世界人工智能大会上，脑虎科技发布了 7 项横跨学术、临床与商业化的科技成果，包括多型号柔性电极、自动化科研手术机器人，以及高通量神经信号采集分析系统等。其中，两项科研成果的试验对象分别是脑虎科技的动物员工——2 岁的拉布拉多犬尼奥和 7 岁的恒河猴悟空，它们分别完成了脑机接口的电极植入手术。尼奥成功实现运动解码，悟空成功实现用意念打游戏。两项动物试验显示，脑虎科技目前已经实现了脑机接口系统从电极制备、信号采集、神经解码全链条 100%自研。

此外，脑虎科技首次在颞叶难治性癫痫患者身上成功开展了柔性神经电极人体临床试验,实现单神经元放电信号记录。这项试验的成功,意味着接下来可以进一步开展柔性神经电极临床长期在体记录,实现渐冻症患者运动功能的重建和语音合成。

作为一家成立不到两年的企业，脑虎科技在柔性材料领域研发的具有自主知识产权的首批产品已经落地，未来发展值得期待。

4.2.5　Blackrock Neurotech：全球领先的精密电极产品供应商

Blackrock Neurotech 成立于 2008 年，总部位于美国犹他州盐湖城，其前身是从犹他大学分拆出来的 Bionic Technologies。Blackrock Neurotech 是全球领先的神经工程、神经假体和临床神经科学研究工具的供应商，汇聚了来自密歇根大学、犹他大学、纽约大学等知名高校的人才，拥有超过 20 年的脑机接口专业经验，技术专长覆盖材料、侵入式电子、微型化、系统集成和规范。

不过，作为一家已经成立 15 年的脑机接口企业，Blackrock Neurotech 在 2021 年才获得第一笔融资。Blackrock Neurotech 依靠向科研机构销售与脑机接口相关的软件与硬件，在 2015 年就已经实现了盈利。

目前，Blackrock Neurotech 具有脑机接口上游多款产品，涵盖电极、数据采集系统、刺激器、无线探头、适配器等。2021 年，其研发的 Move Again 脑机接口设备获得了美国食品药品监督管理局的突破性设备指定。该企业的目标是让患者能够在舒适的家中使用脑机接口设备。

Blackrock Neurotech 的脑机接口设备目前已经在研究环境中实现

了以下功能：可以让有各种神经系统疾病和损伤（如中风、瘫痪）的患者恢复运动、感觉和沟通功能。Blackrock Neurotech 正在开发和测试针对失明、听力损失和其他受限制人群的技术应用。

在电极领域，Blackrock Neurotech 作为全球领先的精密电极供应商，也是知名硬质电极犹他电极阵列的发明者。

犹他电极阵列是 Blackrock Neurotech 获得专利的微电极阵列产品，也是长期以来业界公认的记录和刺激大脑的黄金标准电极。

相比其他侵入式电极，犹他电极阵列具有多方面的优点。

（1）高通道。犹他电极阵列拥有最多 128 个有源电极通道，可定制多达 1024 个通道。

（2）安全性。自 2004 年首次植入人体以来，犹他电极阵列迄今并未发生与植入物相关的严重不良事件。

（3）寿命长且稳定。犹他电极阵列目前已成功在灵长类动物体内进行了 10 多年的长期记录，在人体内进行了 7 年的长期记录。此外，氧化铱材料的特性使其能够产生稳定的阈值和高负荷电容，使电极记录性能长期保持稳定。

作为脑机接口产业底层技术供应商，Blackrock Neurotech 在电极方面实力雄厚。强大的底层技术研发实力是该企业在脑机接口临床应用方面的最大优势。

4.3 脑机接口离商业化还有多远

几十年前，科学家就已经预感到脑机接口会颠覆人类的生活，不管是医学方面，还是其他方面，脑机接口都是推动社会进步不可忽视的科技力量，潜力巨大。今天，脑机接口引发市场热潮，我们离真正的脑机接口实用化还有多远？在人类社会进入脑机接口时代以前，我们还需要解决什么问题？

4.3.1 脑机接口的商业化难题

无疑，脑机接口承载着人们对于未来的想象。脑机接口的力量远远不止于医疗应用。

除帮助瘫痪患者恢复肢体行动外，脑机接口还可以用于治疗肥胖症、孤独症、抑郁症或精神分裂症等疾病。当然，在不久的将来，甚至人类对于知识的记忆都将交给脑机接口来完成。

作为一种大脑和外界的通信系统，脑机接口有望实现人脑功能的大幅提升，包括无限的记忆、更高速的运算、正面感受的增强、更好的专注度、视觉与听觉的提升，甚至心灵感应等超自然想法。再向前一步，从脑机接口的原理来看，所谓神经冲动就是电与化学信号形成的网络，这意味着神经冲动可以转化为模拟信号和数字信号。也就是说，脑机接口还可以让神经系统直连电子系统,甚至可以将人的记忆和意识彻底电子化,进而让人实现数字永生。

但是,生命科学领域的复杂与多变远超其他领域,一个天马行空的想法落地面临着巨大的挑战。

(1)脑机接口想要落地,面临的最大问题就是安全性。此前,在动物实验阶段,Neuralink 就经常被举报。

2022 年 2 月,美国责任医师协会宣布向负责监管试验用动物的美国农业部提出申诉,指控 Neuralink 和加州大学戴维斯分校在 2018 年至 2020 年间对 23 只猴子进行侵入式和致命的大脑试验,违反了美国《联邦动物福利法》。3 月,一家非营利机构透露,Neuralink 脑机接口试验用的 23 只猴子已经死亡 15 只。有消息称,自 2018 年以来,约 1500 只动物,包括 280 多只羊、猪和猴子死于 Neuralink 的动物试验。这么高的动物死亡率让美国食品药品监督管理局担忧,因而在 2022 年 3 月拒绝了 Neuralink 的人体试验申请,甚至给出了数十种拒绝的理由。

目前,尽管 Neuralink 获得了美国食品药品监督管理局的批准,但美国食品药品监督管理局仍然高度关注人体试验过程中的安全风险。美国科罗拉多大学神经外科与生理学副教授、美国食品药品监督管理局前官员克里斯汀·韦尔认为,Neuralink 至少还需要 5～10 年的时间才可能实现商业化。

更重要的是,脑机接口的发展与脑科学的发展密切相关。今天,无论企业怎么进行宣传,脑机接口短期内在医疗应用领域实现革命性创新都不太可能,因为人类对大脑机理的认知有限,只有当基础研究有突破时，硬件技术才能对临床应用产生颠覆性影响。例如，在精神疾病领域，和位于大脑浅层的运动和体感皮层不同，情感、记忆、认知等功能涉及的大脑区域较多，人们对其运行机制还知之甚少，靶点并不明确，解码也会更加复杂。

这也就意味着，尽管在临床应用中，可以基于一些问题提出对策，但长期使用脑机接口的安全性问题是一个不得不正视的挑战。尤其对于侵入式脑机接口而言，电子元器件的长期使用是否会对大脑带来破坏性影响？大脑神经元长期受电流刺激是否会形成不可逆转的永久性损伤？人类是否会因为脑机接口的出现而催生一种新的电子成瘾性？这些问题都是摆在脑机接口面前的挑战。

此外，现阶段，科学家对意识的产生的研究，对记忆塑造的方法，以及不同脑皮质分区合作的机理尚无定论。这些问题与脑机接口是否能够让大脑与互联网或个人服务器相连息息相关。

这里以记忆存储为例说明。事实上，记忆的物理形式是什么？它是神经网络的结构状态，还是分子网络的组学状态，这本身就需要界定。而要实现记忆的存储甚至转移，首先需要了解记忆的编码形式并能读取记忆。

（2）虽然脑机接口引发了市场热潮，但在资本狂潮的背后，全球产业规模最大的企业只有寥寥数家，并且都面临商业化和规模化难题——如何降低成本、如何扩大生产规模、如何进行市场营销、如何维护市场竞争力等。可以说，脑机接口离真正的商业化还有很长的距离。即便走在脑机接口行业前沿的 Neuralink、Synchron 等企业都尚未传出商业化和规模化生产的消息。

（3）目前尚无统一的脑机接口基础理论框架，缺乏能够对脑机接口系统的性能进行科学评价的标准。脑机接口的商业化和监管无先例可循。脑机接口产业和市场目前都处在早期发展阶段，产业规模有限，产品合规性有待商榷，并没有相关的法律可以遵循，难以实现商业化发展。

4.3.2　国内市场进展缓慢

当前，国内专注脑机接口的企业基本处于外围，做智能产品，并非做真正的脑机接口产品。此外，国内脑机接口企业面临规模小、路线混乱、在二级市场"蹭热点"、试验批准难度大等重大挑战。

1.　企业规模小

2022 年 12 月底，侵入式脑机接口企业脑虎科技完成数亿元 A 轮融资，也是行业单轮融资较高的一次。成立不到两年的脑虎科技，总融资规模不足 6 亿元，估值也没到独角兽级别。其他企业，如脑陆、博睿康等，也未能达到独角兽级别。BrainCo 是目前唯一一家融资超过 2 亿美元的中国脑机接口企业，而其成为独角兽企业经历了长达 8 年。

2.　路线混乱

例如，融资五轮，总额不到 10 亿元的脑电采集平台博睿康，竟然在北京、上海和常州同时做非侵入式和侵入式两种路线的产品研发。目前，国内脑机接口产业整体仍然处于长期亏损状态，研发花费高、营收低。因此，国内脑机接口前沿工作更多集中在高校和研究机构，需要国家自然科学基金支持，研究集中在中国科学院，脑机接口企业的角色是承担辅助、应用和产业规则的制定工作。

3. 蹭热度

除此之外，二级股票市场还存在诸多蹭热度行为。例如，收获"五连板"的新智认知全靠名字中有"认知"二字，其澄清称自己并不涉及脑机接口业务。对于在脑机接口领域确实有布局的创新医疗、三博脑科、汉威科技来说，目前基本都处于研发、开展手术阶段，且设备都来自海外。整体来看，国内涉足脑机接口产业的上市企业极少。

或者，简单地说，目前国内的上市企业中大部分打着脑机接口旗号的，基本上都是在蹭热度，就如同之前许多公司蹭人工智能大模型的热度一样。对于投资者而言，由于一些上市企业缺乏诚信，其中蕴藏着极高的投资风险。此外，缺乏实质性的基础研究投入，一味地盲目跟风炒作，对于我国的科技发展，尤其是前沿性技术的发展，具有比较大的负面效应。

4. 试验难度大

在一些大学里，普通的人头上表皮电位脑波测试都需要经过学校的人权（伦理）委员会批准和监督才可以实施。倘若脑机接口试验不够透明，那就真的没有人会知道发生了什么。如果试验失败的消息被泄露，甚至造成人员伤亡，脑机接口研究就会变得更为保守，其发展也会变得更为缓慢。对于侵入式脑机接口而言，截至目前，全球进入人体临床试验阶段的企业仅有三家，分别是 Neuralink、Onward 和 Synchron。

目前，国内侵入式脑机接口试验很难推进，患者不一定认可，而企业也需要有一定的医疗资源和背景。一些走非侵入式脑机接口技术路线的脑机接口企业，更多的是专注于游戏娱乐，或者处于概念包装阶段，大部分产品还是以电子消费品的形式进行推广。其真实效果很难被证实，目前也没有权威机构进行鉴定。

我们可以看到，除去传统伦理问题，脑机接口领域还面临技术壁垒和商业化难题。脑机接口想要落地成为现实，或许还有很长的一段路要走。

第 5 章

抢占脑机接口高地

5.1　脑机接口成为全球科技热点

当下，脑机接口正走进公众视野，预示着下一代的技术变革。不管是在科技领先、国家安全、医疗创新，还是在经济增长方面，相较于人工智能，脑机接口带来的影响更加广泛。在这样的背景下，这项将深刻影响社会生活和国家安全的技术，成为全球的科技竞争热点。

5.1.1　引领下一场技术革命

显然，大国之间的竞争并不局限于传统的军事力量和经济实力，还包括科技创新，尤其在这个科技创新的时代，脑机接口作为人工智能、神经科学和工程学的交叉领域，更代表了大国对未来技术方向的探索和领先地位的争夺。一方面，对脑机接口的研究和应用涉及神经科学，是对人类大脑和神经系统的深入研究，以了解大脑如何处理信息、控制运动，以及产生思维和情感。这方面的研究不仅有助于我们更好地理解人类大脑的运作机制，还为治疗神经系统疾病提供了新的思路。通过在这一领域的深入研究，大国可以在神经科学方面取得领先地位，为医疗、生物科学和认知科学研究打下新的基础。另一方面，脑机接口也是人工智能的重要组成部分。它使计算机能够直接与大脑通信，这对于开发更智能、更人性化的人机交互系统具有巨大的潜力。因此，大国在这一领域的投资有助于提高其在人工智能领域的创新能力,加速自主技术研发,推动人工智能的发展和应用。

除技术本身外,脑机接口还具有广阔的应用前景,涵盖军事、医疗、教育、娱乐等多个领域。换言之,通过在脑机接口的研发和应用中取得领先地位,大国将能够主导多个产业的未来发展方向。这不仅会促进国内科技创新和产业升级,还将在国际上取得更大的话语权,吸引全球的合作伙伴,推动国际科技合作。

在军事领域,国家安全已经成为发展脑机接口的另一个重要动机。脑机接口具有广泛的军事和情报应用潜力。通过将脑机接口与军事装备结合,大国可以提高士兵的感知能力、反应速度和战场适应性。2020 年,美国兰德公司发布了一份名为《脑机接口:美国军事应用和意义的初步评估》的研究报告,分析了脑机接口在未来战争中可能的应用领域,以及可能面临的潜在风险及挑战。报告认为,虽然存在一定的风险,脑机接口仍然很可能在改进未来战争的人机协作方面提供相应的支持。

此外,脑机接口还可以用于情报搜集和情报分析,从而增强国家的安全能力。可以说,在这个信息化时代,掌握高级脑机接口可以成为在国际安全竞争中取胜的决定性因素。

在军事方面,美国早已严阵以待。美国国防部高级研究计划局已经资助了多个脑机接口项目,在非侵入式和侵入式两大类脑机接口领域都进行了长期投入,包括功能性假肢、记忆增强和恢复、神经接口稳定性、外围机器人交流控制等,几乎扩展到了脑机接口的各个细分领域。

其中的一个主要目的，就是增强美国的武装力量。

美国国防部前副部长罗伯特·沃克认为，"军事领域的主流是机器学习和人机协同，允许机器帮助人类做出更好的决定，辅助人类工作"。美国国防部高级研究计划局提出："智能系统将显著影响军队未来的作战方式，现在是时候考虑人机协同的应用以及如何实现了。"为迎接未来世界，美国国防部已经投资开发允许人脑与机器直接通信的技术，包括开发可植入人体的神经接口，能够在人脑和数字世界之间传输数据。在未来的战场上，人类思想很可能被传输给人工智能软件或机器，信息再从传感器和机器传回人脑。最终，人类和机器可以在认知上无缝协作，共同思考。

不仅如此，美国还试图对我国的脑机接口产业发展做出限制。2018年11月19日，美国商务部工业和安全局在针对关键技术和相关产品的出口管制方案中，罗列了14类"新兴和基础技术"进行出口管制，其中脑机接口位列其中。由此可见，脑机接口已在美国得到高度重视，并成为生物技术和信息技术深度融合的下一个科技主战场。

5.1.2　脑机接口的社会影响力

除军事影响力外，脑机接口的影响力还覆盖社会生活的方方面面，影响一个国家的综合实力。对于当前的大国来说，发展脑机接口几乎势在必行。

在医疗方面，大国投资脑机接口，有助于提高医疗领域的创新能力。

　　例如，对于存在肢体障碍的患者来说，通过将脑机接口与智能假肢或外骨骼结合，患者就可以重获自主性，重新执行日常任务，如行走、抓取物品等。这不仅提高了患者的生活质量，还有助于减轻他们的精神和身体负担。通过在这一领域的投资，国家层面不仅可以推动假肢和外骨骼技术创新，提供更多的选择和机会给失去肢体功能的人们，帮助这一特殊群体重新融入社会，还可以为技术创新和制造业提供发展动力。

　　再如，在治疗神经系统疾病方面，脑机接口的潜力也不可忽视。帕金森病是一种神经系统障碍，通常伴随肌肉僵硬、震颤和协调能力下降等症状。脑机接口可以用于深部脑刺激，通过将电极植入患者大脑深部来减轻患者的症状。这种治疗方法可以提高患者的生活质量，减轻病痛，使他们能够更好地管理疾病。与此类似，脑机接口还可以用于帮助脑卒中患者康复，通过神经反馈和康复训练来重建受损的神经通路。这些应用有望降低医疗成本，减轻医疗系统的压力，同时提高患者的康复成功率。

　　国家层面在医疗领域投资脑机接口，不仅有助于提高国民的生活质量，还可以在国际医疗创新竞争中取得领先地位。同时，医疗创新又进一步为经济增长提供了机会，促进了生物医药产业的发展。更重要的是，脑机接口的医疗应用为增加社会福祉做出了积极的贡献。脑机接口帮助残疾人重获自主性，减轻残疾人和家庭的负担，这项技术不仅提高了残疾人的生活质量，还增加了社会包容性。

　　此外，脑机接口的商业潜力是发展它的另一个重要原因。脑机接口可以用于虚拟现实、增强现实、游戏、教育、娱乐和其他行业。大国通过支持脑机接口的研发和商业化，可以创造就业机会，促进科技产业增长，提高国内生产总值，实现经济繁荣。这也有助于缓解未来可能面临的经济挑战。

例如，将脑机接口与虚拟现实和增强现实技术结合，人们就可以直接通过大脑与数字世界互动，得到更加沉浸式的体验。这不仅适用于娱乐和游戏领域，还适用于教育、医疗领域。通过在这些领域投资，国家层面可以推动虚拟现实和增强现实市场增长，增加对产品和服务的需求。

教育领域可以从脑机接口中受益。借助脑机接口，教师可以更好地了解学生的认知过程，有针对性地调整教学内容和方法，提高学生的学习效率。这有助于提高教育质量，帮助学生更好地掌握知识和技能。而教育创新将进一步提高国家的教育水平，为未来的劳动力提供更多的技能。

可以说，从科技领先到国家安全、医疗创新、经济增长和社会影响，这些因素共同推动大国投资和脑机接口的发展。在全球竞争中，拥有脑机接口的优势已然成为大国维护国家利益和取得全球领导地位的一个重要因素。

5.2 大国竞争，加速布局

当前，脑机接口已经进入技术爆发期，世界各国纷纷抢占全球脑机接口竞争的战略高地。

5.2.1　美国：最早行动，快速发展

早在 1989 年，美国政府就提出了脑科学计划，并把 20 世纪最后 10 年命名为"脑的 10 年"。

2013 年 4 月 2 日，奥巴马政府宣布"推进创新神经技术脑研究计划"简称"脑计划"（BRAIN Initiative），旨在探索人类大脑工作机制、绘制脑活动全图、推动神经科学研究、针对目前无法治愈的大脑疾病开发新疗法。美国政府最初拨出逾 1 亿美元启动资金，后经调整，计划在 12 年间共投入 45 亿美元。

此后，美国国立卫生研究院、美国国家科学基金会、美国国防部高级研究计划局三大联邦机构相继开展研讨并提出了各自的研究重点。其中，美国国立卫生研究院致力于脑机接口新工具和新技术的开发、在脑疾病中的应用，以及神经伦理问题研究；美国国家科学基金会聚焦脑机接口新概念范式和新设计；美国国防部高级研究计划局关注脑部创伤后神经功能的重建，以及人体生理功能增强应用。此外，美国食品药品监督管理局负责制定政策，推动脑机接口设备上市，提高神经医疗器械监管环境的透明度；美国商务部采取技术限制方案，对脑机接口实施技术管控。

具体来看，美国国立卫生研究院基于促进前所未有的跨学科研究的整体思路制定脑计划实施方案，2014 年通过《脑计划 2025：科学愿

景》报告确定最终实施方案，阐明 7 个主要目标和 7 个核心原则；同时，确定脑机接口发展的中长期目标为将声学、光学和化学等新监测技术纳入侵入式设备，使设备更持久、更智能、更小巧和更节能，而长期目标是发展高空间分辨率和高时间分辨率的非侵入式记录和刺激的方法和工具，如聚焦超声或磁刺激；相关核心原则包括跨学科合作、建立数据共享平台、考虑神经科学研究的伦理影响等。这一方案建议脑计划分两个五年阶段实施，第一阶段重点是支持技术开发，第二阶段重点是集成技术，以此吸引多个领域的科学家参与跨学科合作。

2019 年，美国国立卫生研究院主任咨询委员会脑计划工作组审查脑计划的进展，确定了应用新工具的机遇，以及有价值的技术发展领域，并向主任咨询委员会提交了《脑计划 2.0：从细胞到回路，走向治愈》报告，为脑计划 2.0 阶段的发展提出 8 个优先发展领域，并为每个领域确立了短期和长期发展目标。

美国国家科学基金会启动了"理解大脑"行动，针对跨学科研究、技术和人才发展进行投资，并支持基础设施建设，旨在生成一系列物理和概念工具，了解大脑活动，从而对思想、记忆和行为的产生有更全面的了解。美国国家科学基金会关注 5 个领域，其中"大脑启发"的概念和设计与脑机接口直接相关，旨在利用脑计划构建的知识激发新颖的概念范式、创新技术和设计，使社会受益。

10 年来，美国国家科学基金会还在逐步增加对脑机接口前沿技术的资助布局。2013 年至 2022 年 10 月，该机构资助的脑机接口项目数量占已获资助脑机接口项目总量的 63%，项目数量达 228 项，资助方向涉及皮质内脑机接口、超声脑机接口、非侵入式实时脑机接口、无线微创脑机接口和双向脑机接口等新技术方向。

美国国防部高级研究计划局尤为重视脑机接口的前沿研究，已启动 20 余个计划及项目，重点关注利用脑机接口重建神经和行为功能、改善训练，以及增强人体生理功能。

1974 年，美国国防部高级研究计划局启动"紧密耦合的人机系统计划"，目的是使用脑电图或脑磁图测量大脑信号，实现人与机器之间的直接通信，并监测与警惕性、疲劳、情绪、决策、感知和一般认知能力相关的神经状态。

2006—2015 年，美国国防部高级研究计划局主要布局面向肢体感觉和知觉恢复、记忆恢复的脑机接口研发计划：2006 年启动"革命性假肢"项目，旨在使用脑控机械臂帮助瘫痪患者做出肢体动作并提供触觉；2010 年布局可靠的神经接口项目，使半侵入式脑机接口 Stentrode 得以测试，成为首个被美国食品药品监督管理局批准进行临床试验的脑机接口产品；2014 年布局手本体感觉和触摸接口；2009 年布局恢复性编码记忆整合神经设备；2014 年布局恢复活动记忆设备；2015 年布局恢复记忆活动与重放项目，目的是开发无线可植入的神经接口，以及闭环非侵入式脑机接口，帮助人形成新的记忆或搜索现有记忆。

2016 年之后，美国国防部高级研究计划局侧重布局智能化、便携式、高分辨率、高带宽的脑机接口：2016 年布局神经工程系统设计项目，开发侵入式高分辨率、高带宽脑机接口；2018 年启动下一代非侵入式神经技术（N3）计划，旨在开发新一代高分辨率非侵入式便携双向脑机接口；2019 年启动"BG+"计划，研发新型智能和自适应神经接口，以修复脊髓损伤。

美国食品药品监督管理局则重点促进脑机接口设备的研发与上市，提高神经医疗器械监管环境的透明度。美国食品药品监督管理局通过推出研究性器械豁免政策，使脑机接口在临床研究时暂时被免除《联邦食品药品、化妆品法案》中的要求，以较简单的方式让制造商通过临床试验收集安全性和有效性数据。另外，美国食品药品监督管理局通过设立"突破性设备计划"，加速脑机接口技术的开发、评估和审查过程，利用这一机制改善和增强制造商与美国食品药品监督管理局之间的通信效率，分配加速审查所需的资源，减少新型设备投放市场所需的时间，顺应新产品发展特点，从而推动脑机接口设备上市与应用。

2021 年 5 月，美国食品药品监督管理局制定《用于瘫痪或截肢患者的侵入式脑机接口设备非临床测试和临床注意事项，工业和食品药品监督管理局工作人员指南》，对侵入式脑机接口在申请临床研究性器械豁免或注册上市的预提交阶段提出关于设备描述、风险管理、软件、人为因素、生物相容性等方面的建议。在这些政策的支持下，美国已经有脑机接口设备获准上市。

2021 年 10 月，美国商务部工业和安全局发布预通知，将脑机接口定为对美国国家安全至关重要的潜在新兴和基础技术，对其出口、再出口和转让（国内）进行管制。由此可以看到，脑机接口在美国已经得到高度重视，并成为生物技术和信息技术深度融合的下一个科技主战场。

5.2.2　中国：强化国家战略科技力量

相较于美国，我国同样非常重视脑科学与类脑科学研究，并加大科研投入力度。

2016 年，我国脑计划，即脑科学与类脑科学研究启动。我国脑计划分两个方向，一是以探索大脑秘密并攻克大脑疾病为导向的脑科学研究，二是以建立并发展人工智能技术为导向的类脑科学研究。

2017 年，科学技术部、教育部、中国科学院和国家自然科学基金委员会联合印发《"十三五"国家基础研究专项规划》，明确提出了脑与认知、脑机智能、脑的健康三个核心问题。

此外，"十四五"规划和 2035 年远景目标纲要提出强化国家战略科技力量，而人工智能和脑科学被认为是国家战略科技力量的主要组成部分，规划进一步指出需要加强原创性和引领性科技攻关，集中优势资源攻关科技前沿领域。其中，类脑计算和脑机融合技术研发是重要领域之一，而脑机接口是脑机智能融合技术的关键之一。

当前，在国家频频出台一系列人工智能发展规划政策后，地方也开始重视并出台脑科学和类脑科学的相关政策。

上海于全国最早提出以计算神经科学为桥梁开展脑与类脑交叉研究的地方脑计划。2014 年底，上海开始酝酿，2015 年 3 月启动第一个基础研究预研项目。2015 年 5 月，上海发布"上海推进科创中心建设

22 条意见"，将脑科学与人工智能列为重大基础工程之首。2018 年 12 月，上海启动实施脑与类脑智能基础转化应用研究市级重大专项，随之启动的还有"全脑神经联结图谱与克隆猴模型计划"等相关专项。

北京也在相关领域加大政策支持力度。2018 年 11 月，北京市科学技术委员会发布通知，征集 2018 年六大技术领域储备课题，其中第一个领域就是认知与类脑技术。2019 年，北京市经济和信息化局发布关于印发《北京市机器人产业创新发展行动方案（2019—2022 年）》的通知，该方案重点工作为"面向养老、健康服务领域，布局机器学习、触觉反馈、增强现实、脑机接口等关键技术，推动多功能手臂、外骨骼机器人等康复机器人以及智能护理机器人的研发生产"。

2021 年，杭州市西湖区率先布局脑机智能产业，全力打造脑机智能产业链。西湖区脑机智能项目旨在探索以国有企业为主体、产学研深度融合的新路径，助力西湖区打造全国性的校地合作示范区，真正实现产学研深度融合，帮助优秀企业和科研团队在区内落地发展。

5.2.3 欧盟：人类大脑计划折戟

2013 年 10 月 1 日，欧盟启动"人类大脑计划"（HBP），这一计划是欧盟委员会关于新兴技术的旗舰项目，有 26 个国家的 135 个合作机构参与。

人类大脑计划是一个为期十年的基于超级计算机的大型科研项目，主要研究领域大致可以划分为三大类，即未来神经科学、未来医学、未来计算，涵盖 13 个子项目，包括老鼠大脑战略性数据、人类大脑战略性数据、认知行为架构、理论型神经科学、神经信息学、大脑模拟仿真、高性能计算平台、医学信息学、神经形态计算平台、神经机器人平台、模拟应用、社会伦理研究和人类大脑计划项目管理。

尽管人类大脑计划中未明确提及脑机接口，但该计划离不开脑机接口技术和设备的支持，而社会伦理研究也对脑机接口的未来应用提供了伦理依据。欧盟国家中的奥地利和德国等国家的科研人员在脑机接口方面做了许多工作。

可惜的是，由于受到学术界的广泛质疑，人类大脑计划后来的发展方向偏离了最初设定的目标。不过，欧盟在人类大脑计划实施的过程中积累了非常重要的大脑数据，并建设了脑科学研究基础设施，每个阶段的成果、数据、工具等都为脑机接口的发展提供了重要的资源和平台。

2022 年 3 月，在人类大脑计划即将结束之际，人类大脑计划科学和基础设施委员会组织专家研讨起草了《数字大脑研究的未来十年：未来神经科学技术与计算交叉的愿景》报告，旨在制订欧盟"大脑计划"未来发展的路线图，确定下一个十年的数字大脑研究概念和共同目标。这一报告指出，大脑模型和数字孪生将成为未来大脑研究的推动力，这些技术的应用是未来的长期目标，其实现还需要研究开发高带宽、稳定的脑机接口等重要技术；大脑交互、分析与机制理解、数据解释和处理建模面临巨大的技术和计算挑战；伦理问题和社会问题是负责任的数字大脑研究计划的驱动力。

5.2.4　日本：制作更加精确的脑图

日本脑/思维计划（Brain/MINDS）于 2014 年启动，旨在通过集成神经技术，绘制用于疾病研究的脑图。这一项目的研究集中在三个领域——普通狨猴大脑的研究、脑图绘制技术的开发与人类脑图谱的制定。相关研究涉及脑机接口，日本已经有不少关于脑机接口研究的新闻报道和文献。

这一项目计划在十年内获得来自日本文部科学省及日本医学研究与发展委员会共计 400 亿日元的资助，用于推进研究。该项目的核心目标是将神经科学、医学和工程技术结合，创造出更加精确和详尽的脑图，为神经系统疾病的发病机理研究和治疗提供新的视角和思路。

早在 2018 年的国际消费类电子产品展览会上，日产公司就发布了当时的最新研究成果"脑控车"。驾驶员佩戴一个可以监测和解码人类脑电波的设备，该设备可以将大脑反应传递给车辆，我们可以将其简单地理解为带有脑机接口的车辆自动驾驶控制系统。

2023 年 6 月 28 日，日本防卫省公布了强化防卫力量的《防卫技术指针 2023》。这是日本首个将跨省科技研发用于安全保障政策的全面指针，这个文件明确提出运用脑机接口和屏蔽技术等最先进的技术。

《防卫技术指针 2023》是基于日本在 2022 年 12 月修订的《国家安

全保障战略》等"安保三文件"制定的。"安保三文件"提倡"将基于防卫省意见的研究开发需求与有关省厅持有的技术场景结合,创设跨政府部门的机制"。这是日本防卫省首次明确具体需求,旨在将其反映在面向编制 2024 年度预算的夏季概算申请中。

作为"坚决守护日本的重要技术领域",《防卫技术指针 2023》列出了无人化与网络防御等 12 个领域,强调致力于瞄准 10 年以后的"确保未来技术优势"的必要性。其中脑机接口被明确为国家安全保障战略的关键技术之一。

5.2.5　韩国:致力于基础研究

"韩国脑计划"(KBI)旨在促进脑科学和产业互动。该计划由韩国脑科学研究所、韩国科学技术研究院脑科学研究所和神经工具开发小组三个研究机构牵头。

韩国脑计划致力于基础研究,旨在开发适用于基础和临床研究的新型神经技术,并对神经退行性疾病进行临床研究,如阿尔茨海默病和帕金森病。该计划的研发项目包括建立多尺度脑图谱、开发绘制脑图谱的创新型神经技术、加强与人工智能相关的研发和开发针对神经系统疾病的个性化药物。

其实在 2021 年的时候,韩国研究人员就曾经发表过关于新型多功能脑机接口的研究成果,记录大脑神经元活动并将液体药物输送到设备植入部位。该研究采用的就是微针阵列,在一个区域收集多个神经信号，用细金属导线将这些信号传输到外部电路，从而实现用大脑意识对药物输送的控制。

此外，在构建大脑地图的基础上，韩国脑计划还进一步对老年期痴呆、帕金森病、忧郁症、成瘾症、孤独症、大脑发育障碍等疾病加大了研究投入。

5.2.6　澳大利亚：将脑机接口作为脑计划使命内容

2016 年，在澳大利亚科学院的支持下，澳大利亚神经科学学会、心理学会、科学院国家大脑和心理委员会共同组建澳大利亚大脑联盟，旨在协调和促进澳大利亚关于大脑的战略性研究。2017 年，澳大利亚大脑联盟提议建立"澳大利亚脑计划"。该计划为期 5 年，投入 5 亿澳元，旨在协调澳大利亚大脑研究人员和其他学科的科学家，破解大脑密码。

澳大利亚在脑机接口方面布局比较早。2022 年，澳大利亚悉尼科技大学的研究团队就开发出了一种新型碳基生物传感器，有望推动脑控机器人和脑机接口技术的革新。这种传感器由外延石墨烯制成，作为一种碳基材料，可以直接种植在硅基碳化物基板上。研究人员将石墨烯的优点（生物相容性和导电性）与硅技术的优点结合起来，使新开发的生物传感器具有很强的弹性和稳定性。和目前的商用电极（传感器）相比，该传感器可以极大地降低皮肤接触电阻（传感器和皮肤之间的电信号阻力），由此可以减少脑电信号在传导过程中的损耗。此外，这种传感器还具有优越的鲁棒性，可在高盐环境中长期重复使用。

从之前披露的研究情况来看，这种可扩展性强的新型生物传感器克服了生物传感技术面临的三大挑战——耐腐蚀性、耐用性和皮肤接触电阻，使其在脑控机器人和脑机接口领域的应用前景非常广阔。

澳大利亚借助脑机接口在军事领域进行探索，是目前比较超前的国家之一，如悉尼科技大学的研究人员开发了一种非侵入式传感器，通过这种传感器，人可以用意念控制机器人。简单地说，就是借助脑机接口实现远程操控机器人，目前澳大利亚军队正在计划将这项技术投入使用。

澳大利亚大脑联盟将脑机接口研发作为脑计划使命内容之一，提出开发新的脑机接口、刺激和记录设备，制造更智能、可植入和可穿戴的设备，以治疗帕金森病等脑部疾病、恢复感觉和运动功能为目标，并提出以下三项原则。

（1）高影响力、跨学科合作，将不同的学科（如工程学、物理学、计算机科学、化学与神经科学、心理学）整合，形成融合科学。

（2）建立新的资助框架，不区分针对医学和基础研究的资助，以替代现有的资助模式，改变澳大利亚的大脑研究格局。

（3）通过神经科学创新推动澳大利亚发展。

为了促进基础科学转化为实践，澳大利亚大脑联盟还提出建立专门的多学科科学孵化器，以促进科学发现与产业之间的联系，驱动新设备、诊断方法、健康和教育干预措施的创新发展，并刺激新兴产业发展。

5.3 脑机接口学术之争

学术论文是重要的科技情报源，期刊文献记载的一般都是学科领域的基础研究成果。全球与脑机接口相关的论文发表数量呈现逐年增长的趋势，各个国家争相在脑机接口学术领域占领技术高地。

5.3.1 脑机接口研发领先国家

2010—2021 年科学引文索引（SCIE）平台的脑机接口相关论文数据显示，美国发表的脑机接口相关论文数量居全球首位，十余年间共发表 2077 篇相关论文；我国位居其后。美国和我国的论文发表数量与其他国家拉开了较大的差距，可以说美国和我国是在脑机接口理论研究领域居于世界最前列的两个大国。

美国在较多论文发表数量的基础上，还保持着较高的篇均被引次数。一般来说，一个国家的论文数量占全球论文总量的比例，与其高被引论文数量占全球高被引论文总量的比例应该是基本持平的。美国发表的脑机接口相关论文数量在全球占比为 28.09%，而其高被引论文数量在全球占比达到 42.97%，两者相差 14.88%，美国发表论文的学术影响力可见一斑。这也表明，美国在脑机接口领域不仅学术产出较多，而且学术影响力较大。

我国与此正好相反。我国相关论文的发表数量虽然仅次于美国，但篇均被引用次数为论文发表数量前十位国家中最少，以全球占比 19.43%的论文发表数量，仅占全球高被引论文的 13.24%。可以说，在脑机接口领域的基础研究中，论文产出数量不应是关注的重点，提升论文的质量和在学术界的影响力将成为我国下一阶段的主要任务。

德国在脑机接口领域有较多的论文发表，其篇均被引用次数居全球首位，这表明德国的脑机接口研究有较大的优势。

从脑机接口相关论文的发表机构来看，我国仅有 2 家机构进入全球脑机接口论文发表数量最多的前 15 家机构，中国科学院排在第 1 位；美国有 4 家机构排名前 15 位，英国有 3 家，德国有 2 家，奥地利、法国、韩国和加拿大各有 1 家机构入围。

从论文被引用情况来看，中国科学院的论文发表数量虽然居全球第 1 位，但篇均被引用次数在前 15 家机构中最少，仅 16 次/篇。清华大学论文发表数量仅居全球第 15 位，但篇均被引次数居全球第 3 位。篇均被引次数最多的为德国柏林工业大学，达到 60 次/篇，其次为美国斯坦福大学。显然，我国机构在加强产出脑机接口领域研究成果的同时，还需要进一步提高论文质量及其学术影响力。

5.3.2　从专利申请看大国脑机接口研发态势

专利是技术研发的成果和载体，能够体现技术创新的水平和能力。在脑机接口领域，全球所有类型专利的申请数量均呈现逐年增长的趋势。

在发明专利、实用新型专利和外观设计专利三种类型专利中，发明专利最具有创新价值和技术含量。根据德温特创新平台（DI）收录的相关专利数据，近十年来，脑机接口领域的发明专利占所有专利的 89.16%，表明该领域的专利成果整体上创造性、新颖性较高。而一个领域的发明专利授权率可以表征该领域专利技术创新的质量高低，脑机接口领域发明专利的平均授权率为 45.53%。而从 2016 年开始，专利授权数量与专利申请数量的差距加大，且逐年明显，这主要与专利平均 2～5 年的授权周期有关。

2010 年 1 月 1 日—2021 年 8 月 2 日，中国申请人申请了全球最多的脑机接口相关专利，达到 3444 件，其中发明专利 3051 件，发明专利率为 88.59%，略低于全球平均水平（89.16%）。而美国共申请了 1299 件专利，发明专利率为 91.30%。

从专利技术来源地看，亚洲地区在脑机接口领域的研发实力较强，中国大陆、韩国、日本、印度和中国台湾地区申请的专利数量进入全球前十位。其余 5 个入围者均为西方发达国家——美国、以色列、加拿大、德国、荷兰。

从国际专利申请情况来看，一个国家的申请人在本国以外的国家或地区申请的国际专利，一般来说，是具有较高技术含量和较广阔市场前景的专利技术；由于申请国际专利的费用较高，加上翻译等工作，流程比较耗时，故国际专利的质量相对较高，所以一个国家的国际专利比例成为专利质量的指标之一。在这一方面，我国的专利申请数量虽然远远高于其他国家，但国际专利比例仅为 3.83%，远低于以色列的 100%，甚至低于同为发展中国家的印度的 12.07%。另外，韩国的国际专利比例也不高。

在脑机接口专利前 20 家申请机构中，美国占 11 家，而且第 1 位和第 2 位全是美国企业，美国共有 7 家企业进入脑机接口专利全球机构 20 强。我国有 5 家机构进入，分别为天津大学、西安交通大学、华南理工大学、杭州电子科技大学、北京工业大学，全部为大学。此外，荷兰、日本、以色列、加拿大各有 1 家机构的脑机接口专利申请数量进入全球前 20 位。除日本外，其他 3 个国家的机构均为企业。

企业是将科技成果转化为产品的直接执行者，技术研发应以企业为主体。我国占据脑机接口研发优势的机构全为大学，这显示研究成果离技术实际开发应用还有一定的距离。

第 6 章

从记忆移植到
大脑增强

6.1　记忆可以移植吗

人类学习通常需要花费大量时间，而人类的智力又有高低强弱之分。

因此，很早以前，就有人产生这样的想法：能否把别人的大脑记忆内容移植到自己的脑中，从而摆脱学习的辛苦，或者让每个人都拥有像爱因斯坦一样的智慧？这样的设想无疑具有极大的诱惑力。

1999 年，北京高考甚至出了这样一道作文题："假如记忆可以移植。"数万名考生为了这道作文题而绞尽脑汁，尽情想象。

如果说，过去人们对于记忆移植仅仅是停留在想象阶段，那么今天，脑机接口的发展真的为这一设想提供了一个实现的手段。那么，记忆真的可以移植吗？我们应该如何移植记忆呢？

6.1.1　大脑的秘密

在讨论记忆是否可以移植这个问题之前，我们要先来认识一下储存我们记忆的人体器官——大脑。

我们从头皮开始说起。许多人以为头皮的内层就是颅骨，但其实从头皮到颅骨中间大约有 19 层其他物质，穿越这 19 层其他物质后，才可以到达颅骨。

在颅骨下面，大脑被三层薄膜包裹。最外层的是硬脑膜，是一层结实的、凹凸不平的防水膜。硬脑膜紧贴颅骨，下面一层叫作蛛网膜，这层薄膜下面的空间布满了一些看上去富有弹性的纤维。实际上，大脑外部和颅骨内壁之间的唯一间隙就是蛛网膜。这些纤维物质可以固定住大脑，让它不四处移动。当头部受到碰撞的时候，它们还可以起到缓冲的作用。这块区域充满密度接近水的脊髓液，为大脑提供了一定的浮力。最后一层是软脑膜，这层薄膜是跟大脑外层紧紧贴合在一起的。

当外层物质全部被剥离后，大脑这个宇宙中已知的最复杂的物体最终展现出来。美国麻省理工学院教授波丽娜·安妮基娃将大脑形容成"可以用勺子舀的软布丁"。脑外科医生本·拉奥波特给出的描述让人感觉更为科学："介于布丁和果冻之间的形态。"

人类的大脑实际上是由三重结构构成的：在进化过程中，最先出现的是爬行脑，哺乳动物后来以此为基础发展出了第二重脑部结构，人类的出现最后完善了第三重脑部结构。

爬行脑是大脑中最古老的一部分，主要指脑干（和小脑）。其中，延髓负责控制一些非自主活动，如心跳、呼吸和血压等。脑桥的工作非常零碎，负责吞咽、控制膀胱、控制面部表情、咀嚼、分泌唾液、分泌眼泪和保持姿势等工作。中脑的工作比脑桥更零碎，负责视觉、听觉、运动控制、警觉、体温控制等其他大脑部位也在做的工作。此外，脑桥和中脑还负责控制眼球自主运动。

在第二重脑部结构中，最重要的就是杏仁体、海马和丘脑。大脑有两个杏仁体，负责焦虑、悲伤，还有恐惧反应。

海马则与记忆有关。将老鼠放进一个迷宫里面，它会慢慢记得迷宫的路径，因为对于迷宫路径的记忆会被编码到老鼠的海马里面。当老鼠走到迷宫的不同位置时，两个海马的不同部位就会被唤醒，因为迷宫的每个部分都对应海马的某个部位。但是，如果记住了一个迷宫之后，这只老鼠又做了其他任务，在一年后再被放回原来的迷宫中，它就很难回想起这个迷宫怎么走了。原因是这时海马"速写板"上的大部分内容被清除了，因为它们要腾出地方记忆新的东西。

丘脑位于大脑的中心，就像感官系统的中间人，负责接收来自感觉器官的信息，然后将其传输到大脑皮层进行处理。唯一的例外是嗅觉，嗅觉是唯一可以绕过丘脑的感官。这就是可以用嗅盐唤醒昏迷者的原因。事实上，嗅觉是嗅球负责的功能。嗅觉与杏仁体和海马都有紧密的联系——这就是嗅觉可以唤起特定记忆和情绪的原因。

第三重脑部结构是皮质，是指人脑的整个顶部及外部。皮质可以分为四个部分——额叶、顶叶、颞叶和枕叶。额叶负责一个人的性格，以及一系列跟"思考"有关的东西，包括推理、规划和执行等功能。其中，人类的大部分思考行为都发生在额叶前端叫作前额皮质的部位。额叶还负责身体运动。顶叶负责的一项功能是触觉控制，其中主要是"主要体觉皮质"在起作用。颞叶负责储存大部分记忆。另外，因为颞叶就在耳朵旁边，所以它也是听觉皮质所在的位置。最后，位于后脑勺的是枕叶，它几乎被完全用于处理视觉信息。

值得一提的是，对于人类来说，如此重要而独特的大脑皮质竟然只占大脑最外层的 2 毫米厚，相当于一个硬币的厚度——表层下面的空间基本上是各种神经组织的复杂连结。

6.1.2　我们怎样记忆和遗忘

在初步了解大脑三重结构的功能后，我们就可以进行下一步，聊一聊我们究竟是怎样记忆的。

记忆对我们的日常生活至关重要，它定义了"我们是谁"。没有记忆，人类将陷入永恒的现在。从进化论的角度来看，智能作为自然竞争的核心要素，其源头便是记忆，记忆效能越高，记忆范围越广，就意味着更容易规避竞争风险。

但是，人类的记忆并不完美。记忆是一枚硬币的两个面，交织着"记"与"忘"的复杂过程。一方面，一些令人恐惧、痛苦的赘余记忆会对生活造成负担。例如，对于创伤后应激障碍者来说，这些负担会反复伤害其正常的生活。另一方面，记忆的丢失是许多疾病的首要症状，甚至严重到饮食起居都无法自理，如阿尔茨海默病。记忆随时会发生，而遗忘如影随形。

人类对记忆的研究已经有一个多世纪之久。在时间维度上，人们把记忆分为感觉记忆、短期记忆和长期记忆。

感觉记忆是进入大脑的第一种记忆，它就是一瞬间的事，如衣服碰到皮肤的触感、篝火传入鼻腔的味道。如果我们没有注意到这些记忆，它们就会消失得无影无踪。然而，如果我们对其进行思考，它们就会进入短期记忆中。我们在生活中常常用到短期记忆，只不过很少意识到这件事。例如，我们读一篇文章，之所以会在文章的结尾有所感慨，是因为我们还记得文章的开头讲了什么。在短期记忆之后，一些重要的内容将被进一步加工，转化为长期记忆，保存几天甚至几年、几十年的时间。

记忆涉及信息获得、储存和提取的多个过程，需要不同的大脑区域协同作用。现代科学认为，记忆的生理基础与海马和新皮质有关。

美国心理学家卡尔·拉什里最著名的试验，就是在大鼠的大脑皮层特定区域内，寻找记忆的痕迹。从 1935 年开始，拉什里在大鼠进行迷宫训练前后，系统性地破坏其特定的大脑区域。但是，无论哪一部分大脑区域被破坏，训练过的大鼠仍然比未训练过的大鼠能够更快逃出迷宫。拉什里得出结论：我们的学习和记忆能力必然与很多不同的大脑区域相关，而非由某个特定大脑区域决定。

一位名叫亨利·莫莱森的患者成为这个理论的关键。莫莱森经历了很多次严重的癫痫发作，基于此，莫莱森同意对他进行刺激性的试验性治疗。1953 年，外科医生在他头上钻了一个洞，将引起癫痫的部分——名为"海马"的大脑两侧的海马状区域——吸了出来。这个手术很成功，在很大程度上解决了莫莱森的癫痫问题，但他因此患上了严重的健忘症，无法长期储存新的记忆。然而，莫莱森可以记住大部分手术前几年的事情。

莫莱森的情况表明，海马是产生新记忆的关键，但记忆本身储存在大脑的其他地方。海马是大脑内部一个大的神经组织，位于大脑丘脑和内侧颞叶之间，由海马、齿状回和海马台组成。海马呈层形结构，没有攀缘纤维，但有许多侧枝。构成海马的细胞有两类，即锥体细胞和蓝细胞。其中，锥体细胞组成层状并行的锥体细胞层，其树突沿海马沟方向延伸。蓝细胞的排列则非常有序。

在过去几十年中，神经科学领域最为广泛接受的记忆模型，就是先在海马区形成短期记忆，再转移到皮质进行长期储存。1949 年，唐纳德·赫布发表了 20 世纪最具有影响力的神经科学理论之一。

唐纳德·赫布认为，两个总是同时活跃的脑细胞是形成长期记忆储存的基础。举个例子，玫瑰花的香味和名字是两个相互关联的概念，它们反复多次同时刺激脑内对应的神经元，这些刺激使对应神经元的形状发生改变，其间的联结增强。因此，与玫瑰花气味有联系的神经元，更可能刺激对应玫瑰花名字的神经元。这些记忆能够持续保存，是因为它们成为神经结构中独一无二的部分。人们回忆的频率越高，记忆就越强、越持久。

2018 年，麻省理工学院的一项研究提出了一个新的观点——新的记忆会在两个大脑区域同时形成。基于储存特殊记忆的印迹细胞，研究人员把与记忆相关的基因表达和光敏通道蛋白关联起来，这样在相关记忆事件发生时被激活的神经元就会被精确点亮。用这种方法，就可以精确展示出那些真正储存记忆的细胞。研究人员培养了一种能够响应光照的小鼠，将小鼠放在一种特殊的笼子中饲养，对它们的脚部进

181

行轻微的电击，让它们对这个笼子产生恐惧的记忆。一天后，研究人员将这些小鼠放回到这个笼子中，用激光照亮并激活了那些储存这段记忆的细胞。

结果发现，与短期记忆相关的海马神经元响应了激光的照射。意外的是，一群前额叶皮层的神经元同样做出了响应。皮层的细胞几乎立刻产生了关于足部电击的记忆，远远早于前期预计的时间。同时，科学家注意到，尽管这些皮层神经元可以很早被激光激活，却无法在小鼠回到电击发生的笼子后自发兴奋。它们储存了记忆，但不会对正常的回忆刺激信号做出响应。因此，这些细胞被研究人员称为"沉默的印迹细胞"。尽管沉默的印迹细胞还有诸多未知之处有待探究，但其无疑为重拾隐藏记忆提供了一个可期的研究方向。

6.1.3　移植记忆的可能性

可以说，基于海马和新皮质，人类的记忆才得以分类储存和提取。那么，人类有可能复制记忆或者移植记忆吗？

到目前为止，科学家在这个领域已经做出了诸多尝试。

20 世纪 60 年代，美国心理学家詹姆斯·麦康纳尔用涡虫做过记忆移植试验。他用一束光照射一群涡虫，同时用电流刺激它们。一段时间后，这群涡虫就形成了一种条件反射，一看到光束，即使没有电流也会马上避开。麦康纳尔把这些涡虫碾成浆液，用来喂没有训练过的涡虫。结果发现，没有经过训练的涡虫看到光束也马上避开了。这个试验说明，动物的记忆可能存在于某种物质之中，因而可以从一个个体移植给另一个个体。

1978 年，联邦德国生物学家马田进行了另一项有趣的试验，旨在验证麦康纳尔的结论。他选取了两只健康的蜜蜂，其中一只接受了专门的训练。每天，被训练过的蜜蜂必须飞往另一个蜂房，定时寻找一碗糖蜜。随着时间的推移，这只蜜蜂养成了每天在特定时间执行这种飞行任务的习惯。马田从已经接受训练的蜜蜂的神经组织中提取了一些物质，然后将它们移植到未受训练的蜜蜂的神经组织中。结果发现，未训练过的蜜蜂的伤口长好后，居然像训练过的蜜蜂一样，每天到了固定时间，就毫不迟疑地飞到放着糖蜜的那个蜂房里去。

在进一步的研究中，科学家把目光转向了生物形态更高级的老鼠身上。法国巴黎理化工业高等教育研究所的科学家使用重放过程在睡着的小鼠大脑里移植了新的记忆。动物和人类睡眠时，大脑经常回放白天的活动，这可以加强记忆并学习新技能。科学家通过回放在睡着的小鼠大脑里移植了新的记忆。研究团队在小鼠探索封闭的竞技场时使用电极监测小鼠位置细胞的活动，在每只小鼠中发现了一个只在特定竞技场位置发射的细胞。后来，当小鼠睡觉时，研究人员监测它们重温当天经历的大脑活动。计算机识别出特定位置细胞何时发射，每次这样做时，一个单独的电极都会刺激与奖励相关的大脑区域。当小鼠醒来时，它们会径直前往位置细胞代表的位置，该位置细胞与睡眠中的奖励感有关。这意味着科学家已经把新的愉快记忆植入了小鼠的大脑。

随着对记忆移植研究的深入，这一领域诞生了许多位富有远见的先驱者，西奥多·伯格就是其中一位，他是美国南加州大学洛杉矶分校的生物医学工程师和神经科学家。2002 年，西奥多·伯格发现了海马记忆密码，开始尝试用芯片储存记忆密码的数据，再用芯片代替海马程序员的工作。2013 年，他终于用猴子完成了试验。值得一提的是，这项试验的研究对象是与人类最接近的灵长类动物，研究范围也从海马拓展到了大脑皮质。因此，这项试验的成功对于针对人类开展的试验有着重要的意义。

整个试验过程大概是这样的：把芯片植入一只猴子的大脑，然后训练这只猴子在 30 秒内按到正确的按钮。接下来，把芯片复制到另一只猴子的大脑内，第二只猴子居然直接选择了正确的按钮，完成了本该通过训练才能完成的按钮动作。

按照伯格的设想，安装在海马部位的记忆芯片会在感知新信息时，先将来自特定神经的电信号记录下来，再将其转化为记忆。从本质上来看，伯格做的芯片其实就是用数学模型模仿大脑海马的功能。

多年以来，伯格团队对人脑感知电信号与长期记忆电信号之间的转化关系进行了研究，并在此基础上建立了数学模型。该模型能够将所有输入信号转化为输出信号，也就是实现从感知信号到记忆信号的转化。

被植入的记忆芯片搭载电极来记录感知信号，并用微处理器处理计算，之后电极会对神经进行刺激，将信息转化为记忆。简单地说，就是能够提取出记忆代码，对其进行加强，然后再将其编入大脑。

当然，要实现这一步还需要越过很多障碍。与小鼠相比，灵长类动物的大脑，特别是人类大脑的复杂性提升了几个数量级，甚至到目前为止，人类的大脑仍然像一个黑匣子，它的内部工作机制基本上还不为人所知。我们对它的了解甚至不如对几十亿光年之外的一颗恒星的了解。但是，任何一项技术，只要有了萌芽，实现它就只是时间问题。

6.2　拥有记忆移植的超能力

在脑机接口领域，关于记忆芯片或者记忆移植产品的研发已经开始。展望未来，不管是在医疗应用方面，还是在增强人类大脑功能方面，记忆移植技术的实现都将为人类社会带来颠覆性的变革。

6.2.1　一场"仿生大脑"风潮

2016 年，一家名为 Kernel 的初创企业曾经引爆了一场"仿生大脑"风潮。

微型芯片开发企业 Kernel 坐落在硅谷，创始人是布莱恩·约翰逊，Kernel 的经费大部分来源于约翰逊。约翰逊曾经在 2013 年把他的企业以 8 亿美元的价格卖给了 PayPal，随后建立了名为"OS Fund"的风险基金，提出为了人类利益的"重写人的操作系统"的目标。和硅谷里关注人工智能的企业不一样，Kernel 关注"人的智能"。

脑联网：脑机接口构建的人类未来

2016 年 8 月，Kernel 向世人宣布了一项野心勃勃的计划：未来几年之内，该企业将开发出一款可用于临床的大脑假体（有人称之为"人工海马"，也有人称之为"记忆芯片"），用以帮助记忆力有问题的人恢复或者改善记忆。这种记忆芯片将被植入患者大脑中的海马区域，它能够通过刺激特定神经来帮助大脑运行，并将输入的信息转化为长期记忆。

早在 2009 年，美国南加州大学神经生物医学工程中心的西奥多·伯格团队就已经研制出能够模拟海马功能的神经芯片。研究人员将这种神经芯片植入大鼠脑内，使其成为第一种高级脑功能假体。此后，他们又在猴子身上成功进行了神经芯片的植入，试验结果让他们有理由相信，这项技术已经发展到了可以进行人体试验并研制临床设备的时候了。

如果 Kernel 的项目能够成功把基础科学变为实际的产品，对于那些有长期记忆困难的人来说，无疑有了重生的希望。

阿尔茨海默病就是这样一种疾病，是老年期痴呆的一个常见病种。阿尔茨海默病临床表现为渐进性记忆障碍、认知功能障碍和语言障碍等，患者出现失语、失用、失认等病症表现，就像是用橡皮擦一点点擦去了患者对家人、朋友的记忆。遗憾的是，到目前为止，仍然没有明确的治疗阿尔茨海默病的方法。

具体来看，阿尔茨海默病是逐步发病的，其早期症状很容易被忽略。该病常见的症状包括健忘、失去时间感、在熟悉的地方迷路。这一时期，大脑中负责处理记忆的海马开始衰退。同时，前额叶皮质与海马之间的连接也开始衰退，使大脑无法恰当处理短期记忆，相比而言，分布在大脑各个皮质的长期记忆没有受到影响。于是，产生了这样的情况：患者可能记不起几分钟之前刚刚做过的事，却能清楚地回忆起几十年前发生的事。

病情发展到中期，患者的症状表现得更为明显，如对最近的事件和人名健忘、在家里迷路、沟通变得困难，甚至经历行为变化，如精神恍惚和反复提问。最后，病情进一步发展，直至患者最基本的长期记忆也遭到破坏。患者基本无法活动，会出现严重的记忆障碍，无法认出自己的至亲，也不知道自己是谁，甚至会进入昏迷性的植物人状态。

更为不幸的是，这种病至今依旧无药可医。针对阿尔茨海默病的药物研发之路一直很坎坷。据不完全统计，公开宣布的研发失败至少有 154 次，最终只有 5 种药物获批用于治疗阿尔茨海默病。

目前，人类还没有方法抑制阿尔茨海默病的持续恶化。好在科学家正在揭开阿尔茨海默病的基本机理，其中颇有希望的一种方法就是在脑机接口的帮助下，帮助患者重建短期记忆能力。研究记忆芯片的伯格就有这样的设想。对于大脑遭受阿尔茨海默病、中风或其他损伤的人来说，被破坏的神经元网络通常会防止长期记忆形成。如果记忆芯片能够模拟这些神经元在正常时所做的信号处理工作，在大脑中植入这种芯片的患者就能在一分钟之内记住经验和知识，最终恢复创造长期记忆的能力。

伯格评价约翰逊，"他并非只是为了在 Kernel 赚下一个 8 亿美元"，"他认为人类面临的下一个大的挑战是改善我们的大脑"。约翰逊的 OS

Fund 基金将会支持更多的临床测试，在住院治疗的癫痫患者脑部植入暂时性的电极已经是其常规治疗的一部分。到目前为止，在临床测试中，研究人员已经得到了患者进行记忆测试时海马的记录，以及用电极刺激海马能够增强患者记忆能力的研究结果。

不过，许多有关记忆形成的基本问题仍然有待回答，这使 Kernel 创始人研制临床记忆装置这一行为更受人瞩目。

6.2.2　向世界分享你的记忆

如果记忆移植真的成为现实，那么将其用于医疗或许只是最初级的应用，这项技术真正的变革力量在于医疗之外——为增强人类大脑提供可能。想象一下，记忆能够被录制、传输、下载，并在接受移植的大脑上重现，世界会发生什么变化？

当然，这个过程需要人类能够绘制精细的海马神经图（甚至包括整个大脑皮质神经图），需要把电极放到海马的各个部位，记录不同区域间不断交换的电信号，这样我们就能捕捉到在海马中连续运行的信息流。

随后，我们需要记录流经海马各区域的电脉冲，从而记录记忆。例如，学习一个新的单词或者一个新的舞蹈动作，会在海马中引起一连串复杂的电反应，科学家可以记录这些电信号，并对它们进行细致的分析。然后，我们就能够得到一部何种记忆对应何种海马电信号的"记忆词典"。

最后一步是翻录这本词典，把这种电信号通过脑机接口传递到另一个人的海马中。一旦传递成功，就意味着他可以用这段电信号成功读出这个新的单词，或者重复这个舞蹈动作，即便在此之前，他从未接触过这种语言，更不会跳舞。如果记忆传递能够成功，科学家就能够逐渐建立起包含各种记忆副本的图书馆，最终完成人类"记忆图书馆"的构建。

目前我们不知道这座"记忆图书馆"需要多少年才能建成，但许多科学家相信，这一天终将到来。我们可以预见那时会是怎样的一种情景：未来，记忆移植将成为可能。

那时，只要在你的大脑上开一个洞，植入一个电极，记录下你大脑中的一切脑电波和你的所有记忆，并将这些记忆信息通过无线传输的方式发送到一台超级计算机上。如果你愿意向全世界分享你的记忆，那么你就可以开启分享模式。之后，所有希望了解你的记忆的人，都可以从网上下载这段记忆，然后传输到他的大脑中。这样，这个记忆就植入了他的大脑。

就像今天用手机拍照一样，记录整个记忆也会成为我们的习惯。我们只需在发出者和接收者的海马中植入小到无法看清的纳米导线，相关信息就会通过无线技术传到服务器上，再由服务器把这些信息转化为可由互联网传输的数字信号。这样一来，你就可以在网上上传自己的记忆和情感，而不必上传图片和视频了。如果你刚刚登上了珠穆朗玛峰、刚刚完成了一次无保护攀岩，或者刚刚从万米高空跳伞，你就可以把这个记忆发到网上，与大众分享你的喜悦。

那个时候，个体记忆将不再仅是个人经历的一部分，它将成为可以与其他人分享的资源。这将改变我们对记忆的看法，将其视为一种社会化的、可传递的资产。记忆将成为人们交流和连接的方式，促进彼此更深入的理解和共鸣。

尼科莱利斯相信，这一切终有一天都会成真。尼科莱利斯曾经指出："这些永恒的记录会像独一无二的珍贵珠宝一样受到珍视。曾经活过、爱过、痛苦过、成功过的数十亿独特的心灵，也会得到永生，它们不是被铭刻在冰冷而寂静的墓碑上，而是通过生动的思想、热烈的爱和忍受的痛苦，被释放出来。"

6.2.3　从记忆移植到定制记忆

记忆移植的实现，还将给社会带来巨变。

1. 教育领域将被颠覆

我们可以像在手机上下载程序一样从记忆商店中选择我们需要的技能，如背诵英语单词、解微积分题目、看小说，甚至查阅法律条文。我们只需轻轻一点，通过在自己脑中上传记忆就能掌握这些简单的技能。

未来的课堂将不再强调那些需要机械性记忆的任务。老师的角色将发生巨大的转变，不再仅是知识的传授者，而是更加注重培养学生的创造力、批判性思维和解决问题的能力。教育将更侧重于培养学生的创新潜力,引导他们探索未知的领域,以及应对复杂挑战的能力。学生将不再需要死记硬背大量信息,而是可以专注于更富有启发性的和有趣的活动,如实验项目、艺术创作和深度思考等。这将为个体的成长和发展创造更多的机会。

如果你想成为职业医生、律师或科学家,那么传统的死记硬背将不再是主要任务。记忆移植技术将大大减少这些职业所需的信息记忆负担,使大脑能够从繁重而乏味的死记硬背中解放出来,从而更多地投入到更富有挑战性和创新性的任务中。医生可以更专注于诊断和治疗疾病,律师可以更专注于法律解释和案件分析,科学家可以更专注于实验设计和研究推进。假如有一位伟大的科学家即将离世,只要把他大脑中的记忆物质取出来,移植到一些年轻科学家的头脑里,他的工作就可以有人接替了。人们可以去做一些更有意思,也更有价值的事情。

2. 人类的经济、社会结构将随之发生变革

历史上每次技术革命都会使成千上万的工人落后于时代,这次也不例外,一些职业将永远消失,失业规模会超乎你的想象。

随着记忆的轻松传递,在某种程度上,一种技能的价值将会下降,因为人们可以迅速获取所需的知识。然而,这一挑战也将催生新的机会。职业将不再只是依赖纯粹的信息记忆,而是更加注重创造力、批判性思维和解决问题的能力。这将激发很多人去追求更具有挑战性和创新性的工作,推动社会朝更富有创造力的方向发展。在这一变革中,很多传统职业的未来变得模糊不清。律师、教师和医生的角色将发生重

大改变。他们可能不再需要记忆大量法律条文、教材内容或医学知识，将更加侧重于与人沟通、分析信息和提供定制化服务。律师可以更多地专注于法律解释和案件策略，而不仅是记忆法律文本。教师可以更专注于培养学生的创造力和批判性思维，而医生可以更专注于对患者的诊断和治疗，提供更全面的医疗关怀。

除传统职业的变化外，记忆移植技术还将催生全新的职业机会。记忆程序开发者将成为一个重要的职业，他们将负责设计和维护记忆传输系统，确保数据的安全和完整性。此外，记忆管理顾问可能崭露头角，帮助个体有效管理和利用其记忆资源，以提高学习效率和工作表现。这些新兴职业将成为未来就业市场的一部分，吸引创新者和技术专家。

在理论上，未来几十年内，定制记忆就将成为可能。这一前景将为我们创造一个全新的体验领域，让我们能够经历那些原本不可能实现的记忆，探索未曾涉足的地方，欣赏从未亲眼见过的壮丽风景，感受从未赢得过的重大奖项。这种个性化记忆的实现能够填补生活中的遗憾，满足内心深处的愿望。定制记忆不同于日常白日梦或想象，它们被刻入我们的大脑，成为栩栩如生的"记忆"。这些记忆在我们的大脑中拥有与亲身经历一样的感知和情感，仿佛它们就是我们生命的一部分。这个前景为人们提供了前所未有的机会，让人们能够通过定制记忆来扩展自己的人生体验和情感世界。

定制记忆的实现还将在多个层面产生深远的影响。它将改变我们对时间和空间的感知。人们可以穿越时光，回到过去的记忆中，或者预见未来的场景，将记忆的边界拓展到一个新的维度。这将改变我们与过去和未来的互动方式，增强我们对生命的感知。此外，个性化定制记忆将引发对自我认知和身份的重新思考，因为这些记忆是根植于大脑的，它们可能对我们的个体认同和情感状态产生深刻影响。人们将不仅是自己过去经历的总和，还会变成自己选择的记忆和经历的表达。这将推动我们重新思考人类意识和自我的本质。定制记忆也将影响我们的社会互动和沟通方式。人们可以分享自己的个性化记忆，使其他人能够更深入地了解自己的情感、价值观和生活经历。这将促进人们之间更深入的情感联系，同时会引发伦理和隐私问题，需要社会共同探讨和解决。

记忆移植的革命性力量将超越我们的想象，并将我们带向一个充满惊奇的未知的远方。

6.3　记忆移植的未知风险

对于记忆移植，有人热切地赞美，也有人对此表达了深深的担忧。正如大多数科学新发现，特别是与人类相关的生命科学、医学、人工智能等领域的新发现，在刚刚出现时大多会引发争议一样，脑机接口的发展有可能带来的记忆定制、记忆上传或多或少引发了人们对未来的担忧。

6.3.1　人生遥控器

有一部美国电影叫《人生遥控器》，在这部电影里，迈克是一位成功的建筑师，每天都过着忙碌的生活。事业有成的迈克有一个美满的家庭——美丽贤惠的妻子唐娜和一对可爱的儿女，但他总是没有时间好好享受天伦之乐。为了晋升，他逃避尘世，每天把自己关在地下室里忘我地工作，甚至屡屡忘记了与家人的约定。迈克一直在寻找一个能让浪费时间的琐事快点结束的解决方案。一天，神秘的家居超市老板莫蒂给了他一个万能遥控器。迈克使用后，发现这个遥控器具有神奇的功能：他可以利用这个遥控器控制自己的生活时间，这对他来说是极其令人兴奋的事情，这样他就可以避过那些烦琐的事，随心所欲地到达自己想要的时段。

然而，突然有一天，这个遥控器不再受他控制，他的时间迅速流逝了。他错过了很多重要的人生时刻：他很快晋升为企业高层、他的妻子离开他改嫁他人、父亲逝世、儿子结婚等。他开始后悔自己在无意间错失了很多东西。在弥留之际，他努力冲出病房，在雨夜中追上儿子，告诫儿子千万不要重蹈自己的覆辙，多把时间留给家人。然后，迈克突然惊醒，发现自己竟然在家居超市的床铺上睡着了，原来他刚才只是做了一个梦。他迅速跑回家，向自己一度厌弃的父母表达爱意，陪孩子露营，跟妻子紧紧拥抱。从此，他一改往日的行为方式，把家庭摆在了人生的首要位置。

迈克在整部电影中的转变是一步步发生的，其中人生遥控器带他进入的人生实景漫游经历起到了重要的助推作用。电影中有这样一幕：他错过父亲离世的瞬间后，用遥控器让时间倒退来到了自己的办公室。他看到父亲最后一次来找自己，而自己作为企业首席执行官，几乎一直在忙手头工作，没有正眼瞧过父亲一次。而且，在父亲黯然离去之前，他还用言语重重地伤害了父亲。最后，父亲带着泪光和无尽的遗憾转身离开。

当然，《人生遥控器》只是一个近乎科幻的荒诞故事。在现实生活中，我们不可能随意在人生不同阶段亲历和漫游。但是，随着脑机接口和记忆移植技术的发展，这个场景的实现指日可待。

事实上，借助虚拟现实和脑波干预技术，我们现在已经可以轻易实现真人实景沉浸式体验，接下来无非编一个剧情让自己进入其中切身感受。如果想要的话，你就可以看到自己在人生不同阶段关键选择的剧情发展。未来，记忆移植的实现，将帮助我们更轻易地体验人生的不同阶段。正如以色列著名历史学家尤瓦尔·赫拉利在《未来简史》中提到的，如果我们能够解开遗传密码、弄明白大脑里的每个神经元，就能知道人类所有的秘密。如果人类没有灵魂，如果所有思想、情感和感觉都只是生化算法，我们就可以免去所有体验，只需直接刺激脑回路中的部分区域，瞬间触发人类的不同感觉，促成顿悟。

6.3.2　真实的体验和虚假的记忆

用记忆移植来体验人生百态，甚至促成顿悟，听起来固然不错，但其中一个问题是：移植的记忆是真的吗？

如果人们沉浸于虚假记忆创造出的美好世界，再也不愿回到现实中来，那么会怎样呢？记忆定制会不会成为新型的思想操控手段？谁有权利访问和使用这些记忆？如何保护个体的隐私和信息安全？

更让人担忧的是记忆定制和未经允许的记忆植入。要是有人未经我们允许就把他人的或者虚假的记忆植入我们的大脑，那会怎样呢？如果这些记忆是痛苦的或具有破坏性的，甚至是致命的，又会怎样呢？

让我们想象一下这样一个场景：你是一位普通的市民，不经意间目睹了一宗谋杀案。你是唯一的目击证人，你的证词对犯罪嫌疑人来说是生死攸关的。然而，在法庭审判前夕，你却无意中遭遇一个不可思议的事件。

你坐在家里，像往常一样打开计算机，准备观看一部新上映的"沉浸式电影"。你并不知道，这部电影被不法黑客篡改，他们在其中非法植入了一个虚假记忆片段，使你相信自己目睹的谋杀案只是一部电影的情节，是发生在摄影棚内的戏剧表演。这样一来，你的记忆发生了错乱，再也无法分辨真实与虚假。在法庭上，你被要求提供证词，但此时，你已经无法确定自己所见是否真实。你陷入了混乱和焦虑中，无法确定自己是否能够提供准确的证词，这可能会导致犯罪嫌疑人免于法律制裁，或者让无辜的人受到不公正的指控。

同样，如果可以制造出犯罪记忆，那么这种记忆就有可能被秘密地植入无罪者的大脑，让他相信自己刚刚夺走了一个人的性命，成了杀人凶手。或者，如果一个罪犯需要不在场的证据，他就会秘密地把虚假记忆植入另外一个人的大脑，使对方相信，当罪案发生时，他们两个人一起位于其他与罪案无关的地方。

当然，这些都是极端的情况，但也是极有可能发生的情况。到时候，人类的法律将被颠覆，人们的证词将不再有效。无辜的人可能被错误定罪，受到不应有的刑罚，而真正的罪犯逍遥法外。法律体系将陷入混乱，无法区分真实的罪犯和被植入虚假记忆的无辜者。这会引发信任危机，导致社会混乱，人们将不再相信记忆和证据。

我们也许可以通过制定新的法律来禁止这种事情发生：未经允许进入你的记忆将被视为严重的违法行为。但是，死刑阻止不了谋杀。法律的禁止也无法完全杜绝这样的情况发生。或许，我们还需要寻求技术的完善，如标记虚假记忆，在必要的时候使人能够区分出真实与虚假。

6.3.3 移植记忆的难点

记忆移植的设想引发了众多深刻的问题和疑虑，不仅涉及人们对于真实性的认知，还触及思维的本质、伦理道德、科学原理，以及技术挑战等多方面。

其中一个关键问题是思维模式的本质。思维模式是人类大脑中复杂的神经连接和活动的产物，是在漫长的进化和社会互动中塑造出来的。如果可以把高级记忆，如爱因斯坦式的天才记忆传送到某人的脑中，就意味着思维模式可以脱离大脑，脱离人的思维活动而单独存在，这违背哲学和科学原理，将带来巨大的震撼。思维模式本身并非某种物质，它依赖脑物质存在。将思维从一个大脑中提取并传送至另一个大脑中，将面临巨大的挑战，因为思维是与特定的生理和神经机制紧密相连的。

随之而来的则是记忆移植的执行者和受体的问题。谁来做这样的转移操作？把高级记忆传送到什么样的人脑中会有效果？是否对所有受体都适用？还有，将人的记忆传送到类人的高级哺乳动物身上，它们也会像人一样开口说话吗？如果把低级记忆传送到敌人的大脑中，那么如何从低级动物那里提取记忆呢？这些都是记忆移植必须面对的棘手问题。

迄今为止，人类的记忆、人的思维模式，都是人类自身历经自然与社会的长期发展而形成的，带有实践和社会属性。这些模式在人类生物学中根深蒂固，因为它们有助于人类生存、繁衍和适应环境。例如，我们的记忆能力有助于我们记住食物的位置、避开危险，以及学会社交技能等。这些基本认知能力是在漫长的生物进化过程中形成的。人类思维和记忆还受到社会和文化环境的深刻影响。我们的价值观、信仰、习惯和行为模式是在社会化过程中获得的。通过教育、家庭、宗教、文化和社会交往，我们吸收了大量的信息和经验，这些都构成了我们思维和记忆的一部分。我们的思维模式和记忆中具有社会和文化元素，其反映了我们所处的社会背景和文化传统。然而，移植记忆直接跳过社会背景和文化传统，这种设想的可靠性令人怀疑。

移植记忆的难点还不止于此。假如记忆能够移植，那么移植来的记忆是否遵从先来后到的顺序，它能否取代旧的记忆，这些都存在疑问。而且，新记忆与人脑中的深层记忆、高阶意识，尤其潜意识等对抗起来能否占上风，这也是一个疑点。有很多事例表明，意志坚强的人会唤起自己深层的本能，用意志、潜意识等非理性因素抵抗已受支配的理性因素的作用。

记忆是无数大脑神经回路的放电效应，其机制无比复杂，其组合是天文数字，必须从自然界大数原理的角度来理解其奥秘。特别是在记忆的一些细节方面，差之毫厘则会谬之千里。因此，移植记忆的难度无法想象。人脑细胞有强大的自我修复功能，临床上有许多大脑意外受伤后脑神经自我连接起来恢复某些脑功能的个案。所以，我们可以肯定的是，新记忆进入大脑后，原有的记忆并不会完全消失，这可能对新记忆起到阻碍作用，使其逐渐消失。

比移植记忆更难的是遗传记忆。如何将前人的记忆传给下一代，也将是人类与人性根本变革的一个举措。总的来看，记忆移植也许将极大地改变人类自身与社会，但这一切并不能改变我们消化、处理这些信息的内在能力。要做到这一点，我们首先需要的是提升自己的智力。

第 7 章

超越想象的脑联网

7.1　让大脑走向"互联"

互联网缩短了人与人之间的距离，让世界成为"地球村"，来自不同国家、民族、文化的人可以通过网络，跨越空间的界限交换信息，协同合作。物联网则进一步延伸了互联网，使人与物及物与物之间的有效通信成为可能。不过，互联网和物联网发展多年，强调的无非是加大传输通道的容量。而对于网络本身来说，一直不具备再高一个层面的特性，那就是智慧。

那么，我们有可能让网络拥有智慧吗？对于这个问题，科学家其实已经做出了肯定的回答，而让网络拥有智慧的核心，就在于脑联网的实现。

7.1.1　马斯克的"脑脑接口"

2017 年，知名科技博客"Wait But Why"的博主厄本受马斯克的邀请，赴其创办的神经联结企业 Neuralink 做了一次长时间的访问，并与马斯克及其创始团队的大部分人员在会上或私下进行了深入的讨论。访问结束后，厄本将他的总结发表在一篇博文中，文中引述了马斯克的话：

"我可以想象一束花，而且在脑海中有一幅非常清晰的画面。但是，如果你要用话来描述的话，你就需要用很多语言文字，还只能描述一个大概的样子。你脑袋里有很多想法，都得由大脑压缩成说的话或者打的字这种传输速度极慢的数据，这就是语言。你的脑对思想和概念传输使用了一种压缩算法。此外，还得听，还得把听到的信息解压缩。在这个过程中数据丢失也很严重。所以，当你在解压缩信息而试图理解对方的时候，你同时也是在试图重建另一个人的思想状态，并在自己的头脑中对对方头脑里试图传达给你的种种概念进行重组。如果两人都有脑接口的话，你就可以与另一个人直接进行无压缩的概念沟通。"

这种概念沟通，马斯克称之为"某种无需语言的概念上的传心"（non-linguistic consent consensual conceptual telepathy）。

马斯克的梦想并不新奇。《死者代言人》《被毁灭的人》《阿凡达》等科幻小说、科幻电影早已描述过心灵直接相通的场景。在许多其他主题的科幻小说中，关于无需语言即可交流、大脑可以直接接收其他人甚至其他生物想法的描写，也往往与人类的进步、科技的未来等联系在一起。经典科幻作品中的概念在某种程度上预示了马斯克追求的技术进展，包括神经科技、脑机接口及思维交流等。

当然，与科幻作品相比，马斯克的追求更加实际。马斯克创办Neuralink 的初衷之一，就是为了让我们能够用未经语言编码的"真实思想"直接沟通。

当然，马斯克并非提出"脑脑接口"的第一人。事实上，早在1994 年，诺贝尔物理学奖得主默里·盖尔曼在《夸克与美洲豹》一书中就写道：

"无论好坏，总有一天，人可以直接与一台先进的计算机连接在一起，而不是通过口语或控制台这样的界面，并通过该计算机与一人或多人连接。思想和感情将完全共享，而不像语言那样可能带有选择性或欺骗性。我没有把握是否要建议这样去做，但它肯定会创造出一种新形式的复杂的适应系统，是许多人的真正综合体。"

7.1.2 小鼠"传心"已经实现

当前，随着生物与信息交叉技术的快速发展，继互联网和物联网之后，马斯克设想的"脑脑接口"——一个更加先进的脑联网——已经向我们走来。

要想在大脑与外部设备之间搭建桥梁，脑机接口将是脑联网的关键设备之一。从技术角度来看，脑联网的技术原理其实就是脑机接口最核心的技术理论：人脑在进行思维活动时，伴随神经系统的运行会产生一系列脑电信号，通过采集脑电信号，并利用大数据找出规律性，进而翻译成机器可识别的信号，实现大脑与外界的直接信息交流和控制。

目前，脑联网技术可以分为两大类：一类是侵入式，即在大脑中植入芯片；另一类为非侵入式，如佩戴可以采集脑电信号的头盔或帽子。

在侵入式方面，脑联网早已在动物身上得到验证。2013 年，美国神经生物学家尼科莱利斯所在的北卡罗来纳州杜克大学的研究团队把微芯片植入老鼠大脑中，两只老鼠在试验过程中相距数千英里，通过植入大脑的微芯片，它们相互合作，一起解决简单的智力测试问题。

在这项试验中，研究人员将微芯片植入老鼠的大脑，让一只被称为"编码器"的老鼠传达指令给另一只被称为"解码器"的老鼠，而它们被关在不同的笼子里。

"编码器"被训练对光信号做出反应，并通过按压一个特殊杠杆来获取水。而"解码器"的大脑与"编码器"的大脑连接，但并未接受关于光信号的训练。结果显示，"解码器"在没有自身光信号刺激的情况下，能够在 70% 的时间里正确按压杠杆，从而获得奖励（水），远远超过了意外碰到杠杆获得的奖励。

更令研究人员感到吃惊的是，这种交流是相互的。如果"解码器"犯了错误，"编码器"就会感知到并改变自己的大脑功能和行为，以便更好地与"解码器"合作，使其做出正确的选择。

此外，试验的第二部分涉及两只老鼠通过触觉区分狭窄和宽敞的通道。一只老鼠发出信号，帮助另一只老鼠做出正确的选择，以获取奖励。这项研究表明，"解码器"可以通过感知自己的胡须触觉和合作伙伴的胡须触觉来形成双重身份，进一步证明了思维交流的可能性。

尼科莱利斯表示，这项研究是把多个动物的意念连接在一起，形成一个"有机计算机"或者"大脑网络"，是用来在一群动物之间分享信息的第一步。这是"脑脑接口"的第一个实例。也许有一天，动物和人能够彼此读懂对方的心思。

2020 年，北京生命科学研究所/北京脑科学与类脑研究所罗敏敏实验室开发了一种光学脑脑接口，可以将有关运动速度的信息从一只小鼠传输到另一只小鼠，并精确、实时控制后者的运动速度。

在脑干中，有一个叫作未定核（nucleus incertus，NI）的核团，该核团内有一类神经元可以表达神经调节肽 B（neuromedin B，NMB）。罗敏敏团队发现，这类神经元的活动可以精确预测和控制动物的运动速度。于是，研究人员就让两只小鼠（一只编码鼠，一只解码鼠）头部固定，但身体可以在跑步机上自由跑动，记录编码鼠未定核内一群神经元的钙离子信号变化，并通过机器学习转换成不同频率的光脉冲刺激，施加到解码鼠的未定核内相同类型的神经元群体之上，可让两只小鼠的运动速度高度同步。

罗敏敏团队的这一工作比尼科莱利斯等人的早期工作前进了一大步，其控制的解码鼠的活动不再是"两者择一"这样的简单任务，而是一个连续可变的量——运动速度。

不过，需要指出的是，罗敏敏团队并不是用编码鼠的原始脑信号直接控制解码鼠的活动，而是人为地将原始脑信号转换成光脉冲，再用光脉冲去刺激解码鼠。

不管是尼科莱利斯团队的试验，还是罗敏敏团队的试验，都在小鼠身上实现"传心"，证明了脑脑相连的可能性。

7.1.3　非侵入式脑联网走得更远

在小鼠身上实现的脑联网是基于侵入式脑机接口，对于非侵入式脑联网，由于少了许多技术和伦理阻碍，目前的研究走得更远。

美国华盛顿大学的拉奥实验室是国际上研究非侵入式脑脑接口的机构之一。自 2013 年发表第一篇关于人脑接口的文章之后，该机构进行了一系列相关工作。

其中一项试验是要求两名受试者通过非侵入式脑机接口共同完成一个游戏：在"发送者"的屏幕上飞过一枚导弹或一架客机，要求"发送者"通过脑脑接口操纵"接收者"的手，扣动按钮，击落导弹。

两位受试者由脑电经颅磁刺激组成的脑脑接口设备相互连接。经颅磁刺激是一种非侵入式的、无痛、无损的脑刺激。经颅磁刺激技术采用脉冲磁场作用于大脑皮层，改变大脑皮层神经细胞的膜电位，使之产生感应电流，影响脑内代谢和神经电活动，从而引发生理和生化反应，如引发某个简单的动作。

在这个过程中，采集发送者的脑电信号，训练其看到屏幕上飞过导弹时，通过想象手腕运动来移动一维光标；对于接收者，事先找出哪一块大脑皮层负责控制腕关节外展肌（伸腕的肌肉），在这块皮层上方安置经颅磁刺激线圈，使其发出的磁脉冲能够引起手向上运动，扣动按钮。

试验时，两位受试者分别处于两座不同的建筑，相距一英里，不可能听见或看见对方。发送者想象自己运动手腕而诱发脑电信号，被无线传输至接收者的经颅磁刺激设备，控制线圈发送相应的磁脉冲，令接收者手腕运动，扣动按钮。这样就使两位受试者仅通过脑脑接口就合作完成了游戏。

拉奥实验室开展的另一项脑联网试验是要求三名受试者——两位发送者和一位接收者——分别坐在不同的房间中，共同完成一个俄罗斯方块游戏。

该项研究共招募了 15 名 18～35 岁的受试者，其中 8 名为女性，每 3 人分为一组，最终 5 组试验的平均准确率高达 81%。准确率是指操作者（接收者）接收的信号与感受者（发送者）发出的指令吻合的比例。

在试验中，三个人彼此看不见，并没有语言沟通，所依赖的只是基于脑电图和经颅磁刺激的脑机接口平台。

在试验中，只有感受者会在屏幕上看到随机出现的图形，以及底部的图形排列，而操作者无法看到屏幕底部，因而不能判断图形是否需要旋转。两名感受者可以根据是否需要旋转图形而选择紧盯屏幕左右两侧不同的发光二极管，用以向操作者发出指令。这两个发光二极管分别以不同的频率闪烁：一个频率代表"是"，另一个频率代表"否"。

随后，连接在感受者头部的脑电电极会捕捉决策信号（电脉冲），并将其解码，最终通过经颅磁刺激帽子将该信息传递到操作者的大脑枕叶皮质区。如果传递的信息是"是",那么操作者就会形成闪光样的幻视,并依照此信息执行感受者发出的指令,完成游戏;如果是"否",就没有幻视出现。

操作者接收到来自两个感受者的数据后,可以选择执行某个动作。感受者可以看到操作者是否已经做出了正确的选择,在下一轮通信中发送下一个动作。这就实现了游戏的下一轮互动。

不仅如此,在研究中,研究者还刻意添加干扰,将其中一个感受者的决策准确性降低。试验结果表明,操作者总能从两个感受者中区分出"好"和"坏",并做出正确的决策。也就是说,即便在繁杂的脑联网中,人脑依然具有成功筛选有效信息的潜力。

对此,研究人员表示:"基于云的脑脑接口服务器可以指导网络上任何设备之间的信息传输,这些传输可以通过互联网在全球范围运行,这将允许全球大脑之间进行云交互。"

7.2 脑联网,释放大脑无限可能

既然脑联网已经被验证具有实现的可能性,下一个要回答的问题就是——如果人类真的把大脑加入互联网和物联网,让大脑借助网络连接具备智慧,那么这样的脑联网将会带来哪些变化呢?

7.2.1　消失的手机

人类历史上每种新的通信系统的诞生都必然具有深刻的社会影响，它们不仅定义了特定历史时期的特征，还引领着人类文明的进步。

在远古时代，我们的祖先过着游牧生活，依赖肢体语言和原始的咕噜声进行交流。后来，语言的诞生改变了一切，赋予人类一种全新的交流方式，使符号和复杂思想得以传达。这一巨大的进步使村庄和城市兴起，将人类社会带入新纪元。

随着时间的推移，文字语言的出现进一步推动了文明的演进。它使人们能够积累知识、记录文化，将这些宝贵的遗产传承给后代。这为科技和艺术的发展提供了基础。文字的出现不仅拉近了人与人之间的距离，还拓宽了知识的传播途径，将文化瑰宝广泛传播。

电话机、收音机、电视机的问世进一步将人际交流的范围扩展到不同的大陆之间。这一革命性发展，使人们能够实时交流，跨越国界，分享思想和文化。这种全球性的互联通信加速了全球化进程，将地球的各个角落连接在一起。

正如历史上不断出现的技术革命一样，互联网的兴起代表了又一次信息传递革命。再加上智能手机的出现和普及，使人类真正进入移动互联网时代。

在移动互联网时代，人手一部智能手机成为一种常态。智能手机不仅让人们可以随时随地进行通信，还拓展了社交、娱乐、工作和学习等的渠道和方式。人们通过智能手机实现随时随地的交流沟通，实现对信息的及时获取。智能手机还可以进行移动支付、线上购物，便捷地完成各种交易；智能手机还提供各种娱乐内容，包括音乐、视频、游戏和社交媒体；甚至连远程工作和在线教育，也可以通过智能手机实现。

可以说，基于智能手机的移动互联网连接全球，将世界各地的人们紧密联系在一起，使人类社会进入了一个前所未有的数字时代。信息的自由流动、跨文化的交流、全球商业和社交网络的崛起，都成为这个时代的标志。

现在，我们正面临下一个巨大的技术飞跃——脑联网。这一前所未有的概念，将把人类文明推向一个全新的境界。在脑联网中，人们不仅可以用语言和文字交流，还可以实时传递感觉、情感、记忆和思想。这种交流完全不需要借助外置的物理载体，不论是手机还是各种虚拟现实设备，都只需借助脑机接口，直接在大脑中呈现。这个愿景超越了以往的任何通信技术，它可能彻底改变我们的生活方式，以及我们与他人和世界互动的方式。未来，智能手机将彻底消失，所有的通信交互都会在我们的大脑里直接完成。

想象一下，当你醒来，不再需要去寻找手机或平板电脑，因为一切都将从你的脑海中开始。你可以通过思维指令查看新闻、检查日程安排，以及与家人和朋友联系。你的大脑将成为一个全能设备，取代今天的电子设备。当你想要了解天气情况或查看世界新闻时，信息将直接呈现在你的意识中，无需任何中介。这将带来前所未有的便捷，让我们的日常生活变得更加流畅和高效。

事实上，尼科莱利斯早就预想会有这样一天，全世界的人不是通过键盘来加入社交网络，而是直接通过大脑。人们在脑联网上可以通过"心灵感应"实时交流情感和想法，而不是通过收发电子邮件。现在的电话只能传递通话信息和对话的语气，视频会议可能好一点，因为通过视频你可以看到镜头另一端人们的肢体语言，而脑联网将成为通信的终极形式，脑联网可以传输完整的思想信息，包括情绪、语气的细微变化，以及言外之意。人们通过脑联网可以和他人分享自己内心最深处的想法和情感。

7.2.2　信息搜索的革命

对于信息获取的过程来说，很重要的一步，就是主动寻找或者搜索信息。

当前，我们搜索信息更多的还是通过传统的搜索引擎，或者各个互联网平台的信息推送。脑联网的到来，将彻底颠覆这种传统的搜索引擎和信息检索方式，未来的搜索将不再依赖输入关键词或点击链接，而是基于大脑意识，实现即时、直观的搜索结果呈现。这一前所未有的创新将使信息获取变得更加高效和个性化，开辟了一个充满无限可能的搜索时代。

对于传统搜索方式，或者说是我们当前的搜索方式来说，搜索引擎在信息检索中扮演了关键角色，我们需要通过在搜索框中输入关键词来获取所需的信息。这种方式存在许多明显的局限。

首先，我们必须知道需要搜索什么，然后用文字描述出来。对于复杂的问题或模糊的需求来说，这可能导致不准确的搜索结果。例如，如果你想了解某种疾病的症状，但又不能确定正确的医学术语，那么传统搜索可能无法满足你的需求。

其次，就目前来说，搜索结果还需要时间来呈现。搜索引擎通常会返回数十甚至数百个链接，我们需要点击链接，然后在访问的页面中寻找需要的信息。这不仅需要时间，还需要认知资源，因为我们必须不断地评估页面的质量和内容的相关性。对于信息量庞大的互联网来说，搜索其实是一件尤为耗时和复杂的事情。

脑联网将最大限度地打破这种"低效"。我们不再需要依赖对关键词的表述，可以直接通过思维来表达需求。这使搜索变得更为直观和快速。我们只要想一想自己要什么，搜索结果就会立即呈现在我们的大脑中。这消除了语言的限制，使搜索结果更精确，因为搜索引擎可以直接了解我们的意图。

最后，脑联网搜索还将大大减少信息检索的时间和认知负担。我们不需要逐个点击链接和浏览页面，就可以直接看到与我们的需求相关的信息。这将使信息获取变得更加高效，任何人都可以更快地获得所需的信息，而不必花费大量时间和精力来筛选和评估搜索结果。例如，如果你对天文学感兴趣，就可以简单地想"了解黑洞"，然后大脑接口为你呈现与你的兴趣最相关的信息，包括文章、视频和数据，而不会受到广告或不相关内容的干扰。

基于脑联网的搜索还将消除语言和文化的障碍。事实上，即便在今天，就人与人的交流而言，语言交流依然是一种低效的交流方式。例如，在进行科研实验的时候，研究人员常常把大部分时间浪费在查找文献和确定研究方向上，而非实验本身；企业开会讨论问题的时候，大部分时间在等人，或者交换信息，只有大家拥有同样完整的信息才会有实质的讨论交流。脑联网可以把文件信息搜寻和读写的时间压缩到接近于零，让成百上千的个体在同样的信息基础上高效协作。

对于搜索信息来说，语言和文化差异一直是人类交流和获取信息的一大挑战。尽管现代通信技术使信息传递更加容易，但语言障碍仍然是一个现实的问题。不同的语言和文化体系可以使人产生误解、隔阂甚至冲突。脑联网的出现将根本改变这一现状，因为它不再依赖口头或书面语言传递，而是通过直接传输思想和情感来实现交流，这将极大地提升交流的效率，并为各国人民的共同协作带来可能。

脑联网将通过将思维和情感传输作为一种共享体验，消除语言的障碍。人们不再需要翻译或学习外语，就可以直接了解彼此，无论来自哪个国家。基于脑联网，人们可以直接分享自己的思维、记忆和情感，更深入地了解对方的文化和背景。这将在全球范围内极大地促进跨文化了解，打破文化壁垒，将世界各地的人们联系在一起。

可以说，脑联网将给人类带来前所未有的感知升级。例如，你可以把方向、卫星定位、周边地貌、天气情况、市场行情，或者日常工作需要查询的信息，直接输入大脑，瞬间读取。以前需要花几十秒、几分钟查询的信息变成在几毫秒之内就可以获取。这种超能力的升级没有边界。连上脑联网的人，其大脑存储、吸收、分析处理的信息量，都将比今天的人类高若干倍，而且还会不断加速。

7.2.3　直接入脑的广告

脑联网还具有特别的商业意义，那就是用于广告营销，让广告更加精准地触达目标受众。

传统广告通常是以视觉和听觉媒体为载体，通过电视、广播、互联网和其他平台向观众传递信息。脑联网崛起之后，借助脑机接口，企业可以收集关键的营销数据，如激活记忆的数据。这种情况将使企业能够收集更多关于消费者的个性化数据，并从根本上改变人们与日常设备互动的方式。

脑联网将使企业能够在更深层次上"跟踪客户的旅程、情感和偏好"，并直接向客户的大脑或可穿戴设备发送定制广告和体验，从而增加销售额。脑联网也可以用来"优化互联网广告和电视广告"。可以肯定的是，脑电数据取代 Cookie 数据，将成为未来基于网络的广告的新规范。

对广告业来说，这无疑是剧烈的颠覆。当人们习惯了这种脑联网广告形式时，广告也将彻底摆脱传统视听媒体，不再需要用户主动点击或观看。广告信息将直接植入人的大脑，无须用户有明确的意愿，因为它们可以通过大脑接口直接传递。

脑联网将实现个性化和精准的广告投放。通过分析用户的大脑数据，广告商可以更好地了解用户的需求、兴趣和情感状态。这使他们能够根据用户的特征和具体情境来定制广告信息。例如，如果用户感到饥饿，就可能看到与食物相关的广告；在愉快的情绪状态下，用户可能看到与休闲娱乐相关的广告。这将提高广告的有效性和用户的参与度。

假如谷歌这样的企业决定开发脑机接口，它们可以检测到你是否关注视频广告，你对广告的感觉如何，以及广告是否与你相关。像苹果这样的企业，它们可以开发一种脑机接口，根据你的心情选择音乐播放列表的内容。其他企业也可以开发应用程序，使用另一家企业生产的脑机接口（有点类似 Google Play 和第三方移动应用程序）来收集你的大脑数据。

大多数大型科技企业将从新形式的脑机接口中获益，如制造出耳机形式的脑机接口。各种形式的脑机接口将有助于向大众展示脑机接口的好处。这也是大脑数据对企业来说变得极其具有战略意义的原因。

脑联网还将允许广告商更精细地控制广告信息的呈现。广告商可以根据商业诉求设定广告植入大脑印象深度的等级。这意味着它们可以选择在用户的大脑中创建何种印象和情感反应，以更好地推动销售。例如，一家汽车制造商可以选择在用户的大脑中植入对其汽车品牌的积极情感，从而提高用户购买的可能性。

更重要的是，借助脑机接口，不论用户是否已经对某些商品或者品牌有了认知，都可以通过脑机接口来替换用户的认知，给用户构建一个新的认知场景与"记忆"。这也就是记忆替换与记忆构建技术，这将在根本上改变广告模式，未来的广告将会以记忆构建与记忆替换为主流。但是，这对于消费者而言并不是好消息，因为我们可能丧失自主购物的能力，我们表现出的购物认知可能只是广告商构建的结果。

7.2.4　冲击两性关系

很少会有人想到，在脑联网时代，连婚恋也是可以被改变和影响的。

大家都知道，对于选择伴侣来说，人们往往会基于自己的审美观寻找合适的伴侣，这种审美观通常是基于文化、社会和个体经验形成的。然而，脑联网却能改变这一情况，甚至使人们能够重新定义和干预自己的审美观，以实现所谓的"理想审美"。当然，这也会引发一系列伦理和道德问题。

具体来看，通过脑联网，我们可以直接干预大脑的感知和认知过程，改变个人对审美的感知和认知方式。这意味着个体可以通过脑联网改变对美的定义，从而更容易找到与自己新定义的审美观相符的伴侣。

当然，由此而来的问题是，对自我认同和真实性的质疑。例如，你本来喜欢体型纤瘦的异性，希望你的伴侣也是偏瘦体型的，但脑联网的介入，却让你开始认为丰满的体型更吸引人。这种审美观改变的一个结果，就是导致对自己的身体形象和自我认同产生矛盾，因为自己的外貌不再符合自己原本的审美观。

另外，脑联网还可以实现实时的视觉替换，这意味着人们可以在大脑中替换自己眼前看到的景象。这使人能够实时将伴侣的外貌替换为自己认为理想的审美标准。例如，本来你喜欢瘦的伴侣，但和你相处的人比较丰满，借助脑机接口的实时替换，或者不准确地说是实时照片，就可以给我们构建一种符合自己审美认知的假象。这种虚拟现实的婚恋体验可能会让人感到满足，但也可能导致对伴侣真实外貌的抵触和不满。这将引发伴侣关系中的诚信问题，因为人们可以选择隐藏自己的真实外貌。

这一颠覆也引发了一系列伦理和道德问题。首先，如何平衡技术干预和个体自主权是一个重要问题。个体是否应该有权利改变自己的审美观，或者是否应该有一些限制，以避免不合理的改变和干预？其次，如何确保伦理和道德准则在脑机接口的应用中得到遵守，以防止滥用技术来操纵和欺骗他人？此外，如何处理伦理和道德问题在伴侣关系中的影响，以确保双方的关系健康发展？

脑机接口对婚恋和审美观的颠覆将深刻影响我们的社会和文化。它将引发一系列有关自主权、伦理和道德的讨论，同时可能改变婚恋关系的本质和诚实性。尽管技术带来新的可能性，但也需要建立强有力的法律和伦理准则，以确保技术的应用是在尊重个体权利和维护伦理原则的基础上进行的。这一领域充满了复杂性和挑战性，需要深思熟虑地进行探讨和管理。

7.2.5　当脑联网席卷教育界

作为一项颠覆性技术，脑联网还将带来一场席卷教育界的革命。

学生不再需要背诵大量的书本内容，因为他们可以随时在大脑中搜索所需的知识。这将释放出时间和认知资源，使学生能够更专注于理解、分析和应用知识，而不是简单地记忆和复述。脑机写入技术将改变知识的获取方式。人们可以直接将新知识写入大脑，而不是通过传统的学习过程。这为快速学习和掌握技能提供了可能性。

可以说，脑联网的出现将彻底改变教育的本质，使教育变得更加个性化和普及化。这一变革将对全球教育体系产生深远影响，从教育的可及性、语言障碍到知识的获取方式都将发生革命性的变化。·

一方面，脑联网将实现更加个性化的教育。传统教育通常采用一种标准化的教学方法，忽视每个学生的独特需求和学习进度。脑联网将赋予学生更多的自主权，使他们可以根据自己的兴趣、需求和学习风格来制订个性化的学习计划。学生可以直接获取适合其水平和兴趣的教育材料，不会受到固定教学计划的束缚。这将有助于提高学习的效率和质量，因为学生将更容易保持兴趣，积极参加学习，从而更好地掌握知识和技能。

另一方面，脑联网将使教育变得更加普及化。教育的可及性将大大提高，特别是对于那些处于偏远地区或资源匮乏地区的人们来说。传统教育依赖硬件教学设施，而脑联网将消除这些限制。学生可以通过脑联网直接访问丰富的教育资源，无论他们身在何处，脑联网将消除地理和经济障碍，使更多的人能够获得高质量的教育。学生不再需要前往遥远的地方接受教育，他们可以在自己的家中或社区轻松获得所需的知识。

此外，脑联网将打破语言障碍。教育不再受限于特定的语言或文化，因为脑联网能够直接传递知识和信息。学生可以通过思维和感知接收信息，无须依赖特定的语言技能。这将使教育变得更具有包容性，具有不同背景和母语的学生都能够平等接受教育。同时，脑联网还将促进跨文化交流和理解，因为学生可以更容易地接触来自不同文化背景的知识和观点。

当教育将不再侧重于传授信息时，一个随之而来的问题是：我们还需要教育吗？我们需要怎样的教育？这个问题其实不难回答，事实上，随着科技时代的到来，新兴技术层出不穷，教育也面临愈发严峻的挑战。

人工智能已经展现出了强大的学习能力，在这个世界上，如果比做题，那么没有人能够比得过 ChatGPT。我们问 ChatGPT 一个普通考试里面的数学题，它会将解题过程罗列出来，每一步都对。虽然其中加减乘除可能会犯错，但我们多给它增加一些计算功能，这个问题就会解决。ChatGPT 不仅会做数学题，还吸收了很多文字内容，那些文字内容里有所有课本的内容，也有各种问题的解法。甚至，我们只要稍稍提示一下，ChatGPT 就能妙笔生花，写出文采斐然的文章。现在，它已经被用来写情书、诗歌,以及论文。

人工智能让人感到震撼,脑机接口更是如此。当知识的获取变得轻而易举时,我们需要面对的就是如何使用知识,并创新知识。

展望未来,学生需要发展更多的批判性思维、解决问题的能力和创造力,因为这些技能在运用知识的过程中至关重要。教育机构和教育者需要重新思考教育目标和教育方法,以确保学生在知识丰富的环境中能够成功运用知识解决实际问题,并推动社会创新。

此外,培养创新性思维还需要重视跨学科学习和合作。脑联网时代,知识将不再受限于特定的领域或学科,学生需要具备跨学科的综合能力,能够综合运用不同领域的知识。同时,学生需要通过合作和交流来共同解决复杂的问题,因为知识的获取变得非常容易,竞争力将更多地取决于如何与他人协作和创新。

7.2.6   置身于娱乐世界

脑联网对于娱乐业同样会产生一定的影响。

回顾 20 世纪 20 年代,录音及灯光技术得到了极大的提高。技术进步给娱乐业带来变革,电影从无声向有声过渡。这种将图像和声音结合的技术在 20 世纪并未发生太大的变化。但是,娱乐业未来或许会又一次发生革命,未来的娱乐业可能将人的所有感觉,包括嗅觉、味觉、触觉、听觉、视觉,以及全方位的情感都融入娱乐产品中。

脑联网：脑机接口构建的人类未来

脑联网有望处理人类大脑中流动的所有感觉和情感，使观众能够完全融入影视作品中。这将使观众在观看爱情片或惊悚片时，能够深切体验到故事情节中的一切，就好像真实置身于故事情境中一样，切身感受到演员的所有感觉和情绪。

这一颠覆性的变革将给娱乐业带来前所未有的机会和挑战。制作和呈现全感官娱乐体验将需要巨大的技术和创意投入。电影制作、游戏开发和虚拟现实领域将会迎来革命性的创新，以满足观众对全感官体验的需求。例如，在电影制作领域，导演和编剧将不再局限于视觉和听觉元素，他们将创造综合各种感觉的引人入胜的故事情节。电影带给观众的将不再只是被动的媒体观看体验，而是深度互动的全感官体验。在游戏开发领域，游戏将更加逼真和具有沉浸性。玩家将能够感受到游戏中的一切，从角色的情感到游戏世界的氛围。这将促使游戏开发者不断提升游戏引擎的性能和技术，以实现更高水平的沉浸感。脑联网将使虚拟现实体验更加生动和真实。用户将能够沉浸在虚拟世界中，感受到其中的一切。

脑联网还将改变娱乐业的商业模式。观众可能不再需要前往电影院或购买实体媒体，他们可以通过脑机接口在家中或任何地方体验全感官娱乐。这将对传统的娱乐分发方式产生深远的影响，需要产业各方重新思考如何适应这一变化。娱乐企业和平台可能需要转向订阅模式或虚拟现实体验，以满足观众新的需求。

很显然，脑机接口在娱乐领域影响巨大，娱乐领域将从根本上抛弃当前的元宇宙，让娱乐不再需要借助复杂的外置设备，而是直接通过意识在大脑中完成。这就意味着，在脑机接口时代，当前的娱乐、社交模式都将面临巨大的挑战。

7.2.7 在军事领域彰显威力

脑联网更重要、更具威力的应用是军事领域。例如，脑联网完全可以催生出基于脑控和控脑技术的武器系统，也就是美军提出的打造阿凡达式的人脑远程控制系统，实现作战零伤亡。

所谓脑控武器，顾名思义，就是用脑来控制武器。作战时，士兵不用上战场，而是在后方通过大脑直接控制"代理战士"进行作战。2013 年、2014 年，美国国防部相继披露了多个与脑机接口相关的研究项目，如"阿凡达""机器兵团"等，使科幻电影《阿凡达》中用大脑思维控制物体的神话变为现实。同时，美国国防部还在秘密研制可以阅读士兵脑电波的"读心头盔"，只要士兵戴上这种头盔，无须开口说话，就可以了解彼此的脑部活动。

可以预见，基于脑机接口的意念控制武器有望装备部队，引领未来战争的模式。想象一下，未来战场，人类士兵将只是作为"云大脑"的神经系统控制者，远离血雨腥风的战场，用自己的智慧与"云大脑"交互，遥控前线无人机、无人装甲车、超级机器战士等作战主体展开搏杀。

脑联网在战场上的另外一种应用，则是"控脑"，它比脑控武器威力还要大。"控脑"是通过采集敌方士兵的脑电波，破译对方的脑电波特征码，然后利用脑电波编码技术生成模拟脑电波并将其发送到对方的大脑。敌方士兵的大脑难以分辨真假脑电波，以致思维和行为受到干扰。通过"控脑"技术，士兵可以在战场上远程操控敌方士兵的思维和行动。这种操控可以涵盖广泛的行为，从让对方放下武器投降，到使对方执行特定任务或做出特定行为。

7.2.8 超级智能组织

除在社会各方面引起剧变和革命外，脑联网更大的潜力在于，可以使人类科技文明加速产生类似"核裂变"的现象，在极短时间内导致翻天覆地的，即使用现有的思维模型也无法精准预测的巨变。

脑联网可以使信息沟通速率大大提高，可以出现某种几十人、几百人，甚至上万人和机器高效合作的超级智能组织。

一方面，脑联网将加速知识和信息的共享。另一方面，脑联网将推动科学研究和创新迈上一个新的高度。科学家和研究人员可以直接分享他们的发现、实验结果和设想，使整个科研社区可以更快速地获取最新的科学知识。这将有助于加速科学研究的进展，可能带来新的发现和解决方案。从医疗领域的新药研发到环境科学的创新解决方案，脑联网将为科学家提供更多的合作机会，以共同应对全球性挑战。

基于脑联网的超级智能组织可以获取的信息量、交叉验证和整合的信息量、合作分工的效率，将不断达到前所未有的高度。对于处在远处的外界观察者而言，它看上去像是一个有独立自我意识的且不可分割的超级智能体。这就像生物进化史上的原核细胞演化出真核细胞，单细胞演化出多细胞，猴子进化出可以通过语言文字协作的人一样，具有无限潜力，并且不可阻挡。

正如尼科莱利斯提出的，人脑和人脑之间会通过"镜像神经元系统"建立连接，可以共享信息，协同行为，从而形成个体脑之间的脑联网，在人类种群中进一步加工来自客观宇宙的信息。在进化和遗传机制的加持下，这个大脑之网成为宇宙间最强大的智能体。

尼科莱利斯认为，正是大脑精密的神经生理学特性，使其可以实现外部信息加工的最高层次——心智抽象；在进化和遗传机制的加持下，由人类个体大脑共同组成的脑联网成为宇宙间最强大的智能体，更进一步强化了人类进行心智抽象的能力。宇宙为人类的大脑提供外部信息来源，人类大脑构建这些信息的抽象表征。我们可以将这个构建的过程视作一个不断降维的过程。这个心智抽象的过程通过脑联网在不同个体大脑之间进一步传播并深化，形成人类共同的心智抽象，从而推动人类对宇宙的认识和改造。

这也让我们看到，脑机接口不仅是一项连接大脑和计算机的具体技术，还是一门关于思考人脑和宇宙、人脑和计算机之间关系的学问。当然，答案是清晰有力的：人脑是宇宙的中心；人脑及其组成的脑联网，拥有计算机不可能具备的智慧。当我们热衷于从科技角度讨论人工智能和脑机接口的时候，应该对其进行同样深沉的哲学和文化思考。

第 8 章

通向脑机接口时代

8.1 脑机接口时代的科技伦理挑战

尽管我们身处科技大爆炸的时代，室温超导、癌症疫苗、药物定制、机器生育、太空移民、人工智能、人形机器人、量子科技等，这些前沿技术的任何一项获得突破，都将对人类社会带来非常深远的影响，也会引发科技伦理问题。但是，对人类社会伦理影响最大，或者说最根本的，还是脑机接口。

我们看到了脑机接口的潜力，尤其在治疗疾病与人体生理功能增强方面，它具有非常明显的优势。例如，脑机接口已经进入临床应用，用于治疗抑郁症，或正在开展人体试验的瘫痪患者在脑机接口的干预下可以恢复行动能力。这些都是积极的应用。但是，不可否认的是，脑机接口是一项直接作用于人类大脑，甚至能够读写人类大脑意识的技术，会对人类社会带来非常大的挑战。

今天人类社会的各种冲突，大到国与国之间的冲突，小到个体与个体之间的冲突，其背后都是源于人类意识的冲突。当有一项技术可以读取与改写人类大脑意识，并且可以将意识与认知替换的时候，人类社会的意识与冲突将不再依赖教育传递的价值观体系，而是取决于掌握脑机接口这项技术的人。

脑机接口的使用，到底会带来哪些潜在的影响，这是目前很难预估的挑战。人类大脑是一种极其复杂的控制系统，人类对于自己的大脑，或者说脑科学研究目前非常有限。我们借助电子信息与计算机技术对大脑进行干预之后，被干预过的大脑在意识层面是否会存在一些负面因素，或者大脑最终丧失原来的生物性思考功能，变成单一依赖脑机接口提供信息，这些问题都需要引起我们足够的重视、关注与思考。

脑机接口引发的社会伦理争议远不止于此，还会涉及隐私权和知情权、个人身份和自动性，以及技术偏见与社会偏见等问题。不同国家，以及具有不同宗教、种族和社会经济背景的人，对于脑机接口有不同的需求和愿景。因此，在发展脑机接口的同时，各国政府必须针对脑机接口的发展与应用，成立专业审查小组，并且积极地探讨相关法律法规的制定，以确保这项技术的使用能够更好地帮助人类。

虽然脑机接口在医疗、生命科学和人机交互等领域有着广泛的应用前景，让我们看到了其美好的一面，但其带来的科技伦理问题值得我们思考。

8.1.1　隐私问题

脑机接口能够获取个人的思维、意识和情感等信息，这可能侵犯个人隐私。例如，黑客可能入侵脑机接口系统，窃取或窥探个人的私密思维。由于脑机接口直接将人的大脑和外部设备连接，一旦系统被入侵，就可能导致个人隐私泄露和被滥用。用户的思维、情感和个性特征等信息可能被未经授权的人获取和使用。此外，黑客攻击可能导致对用户脑机接口系统的非法访问，从而获得用户的敏感信息和控制用户的思维和行为。

同时，一旦脑机接口接入互联网，必须保障用户获取的信息是真实的或者正确的，而非虚假信息。用户不论是使用脑机接口设备，还是借助脑机接口设备与人工智能、互联网之间互动，个人隐私权必须获得保障。其中的核心问题是，脑机接口涉及的数据都是用户最隐秘的数据，是大脑意识的数据，是人类隐私的最后领地，一旦被侵犯，将对人权构成极大的挑战与伤害。

8.1.2　安全问题

脑机接口可以读取大脑活动中的思维信号，从而获取用户的个人思维过程，包括个人的意图、情感和隐秘想法等。人的这些思维隐私被数据化，并且可读之后，如果没有完善的保护措施，就可能导致个人隐私泄露。因此，数据保护就成为现实的挑战，因为脑机接口需要处理和存储大量的脑电数据，而这些数据可能包含个人身份信息、健康状况等敏感信息。如果这些数据未被妥善保护，就可能导致个人隐私泄露和被滥用。这跟大数据隐私的泄露有本质上的不同，原因在于，脑机接口的信息数据是个体最主要的脑意识信息数据。

如何确保脑机接口设备的安全也是一个新的安全问题，脑机接口设备需要与外部设备或互联网进行数据交互,如果设备的安全性得不到保证,就可能被黑客攻击,并导致个人身体和思维被远程操控,严重侵犯个人隐私。

信息传输环节的安全也面临挑战。脑机接口的数据传输环节容易受到黑客攻击,黑客可能窃取用户的脑电数据,进而获取个人隐私信息,如密码、登录信息等。一旦安全出现问题,就会导致脑机接口被滥用,个人的思维和行为可能被他人远程操控。这种操控可能侵犯个人自由和隐私,导致个人被迫做出不符合自己意愿的行为。

8.1.3　意识问题

脑机接口可能对人类的自主性和人类的本性产生影响。当我们可以通过脑机接口改变自己的思维、情感或行为时,尤其当我们可以借助脑机接口实现对大脑认知的构建和对大脑意识的读写时,我们的自主意识和个体独立性就可能受到挑战。这种挑战比传统教育引发的危机更大。在传统教育中,人类完全有权选择拒绝对于某些知识的学习与接受。但是,在脑机接口时代,掌握与控制脑机接口的组织,是否会在我们不知情、没有授权的情况下,或者在我们睡眠的过程中干预我们的认知,甚至替换我们的认知?当我们的信息与知识借助脑机接口进行构建的时候,人类构建的这个本体认知是人类的本体脑,还是人类的本体认知只是一个数字脑?这些都将引发一系列道德问题。

8.1.4　社交互动

很显然，脑机接口比手机与虚拟现实设备的影响更为深远，它不再需要依赖，或者借助传统的外在硬件设备来实现社交互动，而是直接在大脑的意识中实现社交互动。这就意味着社交互动机会的减少，因为人们可以通过脑机接口与计算机或虚拟世界直接交互，而不需要以传统的沟通方式进行交流，甚至语言交流与借助外置设备进行交流，都将被脑意识直接取代，这可能对社会关系和人际交往产生负面影响，并引发社会孤立和沟通障碍等问题。

8.1.5　道德责任

脑机接口的引入可能带来道德责任问题。当使用脑机接口进行脑力劳动时，如制定决策、侦查案件和进行军事攻击等，可能引发道德争议。未经授权的思维监测可能侵犯隐私，尤其通过对大脑意识的监控来预防犯罪，在大脑中的犯罪想法是否会被判定为潜在的犯罪行为？用户在不知情的情况下，大脑意识被改写、被替换之后，做出犯罪行为，这种犯罪的责任如何归属？用脑机接口增强人的智力和能力，不仅会导致社会不平等和不公正，还会挑战现有的社会法律制度。

8.1.6　公平问题

人类社会存在一些不平等的现象，尤其在信息与医疗领域，并不是所有的资源都是平等分享的，人们根据权力和财富来分配资源，从而形成了不平等的社会现象。借助先进的脑机接口，可以实现数字治疗，用户可以获取优质的信息，在这种情况下，不平等和社会分化现象就会加剧。不仅是社会群体分化，脑机接口也会导致国家之间的差距进一步扩大，一些人无法享受到该技术带来的益处。

8.1.7　治理问题

不论脑机接口用于何种阶段与场景，只要和医疗有关，必然涉及一些伦理问题。例如，脑机接口能够控制疼痛感受或情绪状态，但可能引发针对个体意识和权利的伦理审查，需要相关的法律进行约束。在使用脑机接口进行治疗时，需要慎重考虑其长期安全性和潜在的副作用，包括可能形成的电子成瘾性。脑机接口的发展极大地超越了人类社会现有的伦理准则和法律框架，对这种新兴技术来说，需要建立相应的伦理规范和法律规定，以保护个人权益和社会公共利益。

很显然，脑机接口是一项划时代的技术，没有历史可以参照，未来充满未知与挑战。这项技术最贴近人类，将人的大脑意识数字化，对人类社会而言，其带来的变革和影响将会超过以往任何技术。脑机接口的广泛应用必然会引发一系列的科技与道德伦理问题，包括个体隐私、人类自主性与社会公平等。脑机接口未来的发展，需要更多的社会力量参与讨论，结合法律、伦理和社会规范等多方面的考量，确保其可持续发展与人类福祉取得平衡。

8.2　一个关于"人"的终极神话

与当前大热的人工智能或者智能机器人相比，脑机接口获得的公众关注度还不算高，但其已经切切实实地向我们走近了。脑机接口开始用于医疗并进入商业化阶段，在教育、娱乐、军事领域也展现出无穷的潜力，出现关于记忆移植和脑联网的设想，一个属于脑机接口的时代正在向我们走来，而脑机接口时代将是一个比人工智能时代更具颠覆性、更突破想象的科技时代。

8.2.1　人机融合已经开始

脑机接口最大的特征，就是将人和机器连接在一起。从某种意义上说，人机融合过程已经开始。

目前，全球有数万人接受了耳蜗移植，这种人工耳蜗就是最早的脑机接口应用。从听觉原理来看，我们感知到的声音，其实是头部周围的空气分子以特定频率振动的结果。无论是人声、风声，还是其他任何东西发出的声音，都是由振动产生的，声源的振动会引起周围空气分子发生类似的振动，这种特定的振动模式会以声源为中心向四周扩散，就像水面在被触碰之后产生向外扩散的涟漪一样。我们的耳朵就是一台可以将空气振动转化成电脉冲的机器。每当声音经过空气进入耳朵，它能够将介质的振动方式准确地转化成电子信号，并发送到与之相连的神经末梢，从而激发神经产生特定组合的动作电位，这个信号会被传递至听觉皮质进行处理。这样大脑就能接收到这个声音的信息，我们把这个接收信息的过程称为"听"。

人工耳蜗的原理也类似于此，它能接收来自外界的声波，然后将声波转化为电信号，直接传入大脑中的听神经。人工耳蜗其实就是一个人造耳朵，它能像正常耳朵一样实现声音—脉冲—听神经的处理过程。人工耳蜗代替了人类的耳朵，只要你愿意，它的功能将比普通的耳朵更强大，能让你听到人类的耳朵实际听不到的声音。

类似的革命性进展也在视觉修复领域出现，如视网膜假体。失明通常是视网膜病变导致的结果。在这种情况下，视网膜假体能以类似耳蜗假体修复听觉的方式修复视觉（不过没有那么直接）。它能实现正常的眼睛功能，将信息以电脉冲的形式传递给神经。

视网膜假体是比耳蜗假体更复杂的一种脑机接口。2011 年，第一款得到美国食品药品监督管理局批准的视网膜假体面世——Second Sight 公司生产的"Argus II"。这款视网膜假体带有 60 个传感器，而真正的视网膜有超过 1.2 亿个感光细胞和 100 万个视神经节细胞，所以它还是粗糙了点。不过，它已经可以看到物体模糊的边缘、形状和明暗变化，这总比什么都看不见要好。实际上，我们并不需要 100 万个传感器才能得到正常的视力——模拟实验表明，带有 600～1000 个电极的视网膜假体已经足以提供阅读和辨别人脸的视力。

与人工耳蜗和视网膜假体类似的还有机械假肢，甚至大脑芯片。只不过，它们现在更多的是用于医疗领域，用于治疗或者恢复人体生理功能。可以预见，有一天，它们一定会应用在普通人身上。当这些脑机接口产品被应用在普通人身上时，其目的就变成了人体生理功能"增强"，而非"恢复"。

今天，借助大脑芯片增强日常感觉和能力已经成为一件可以期待的事情。通过人工耳蜗，当然，到时候它可能已经不叫这个名字了，所有功能都将集中于一块小小的能植入脑中的硬件装置，我们可以听到之前从未听到过的高频声音。也许，你可以把频率设置在狗的听力范围之内，感受一下在狗的脑子里这个世界是什么样的。或者，我们可以通过视网膜假体，看到黑暗中的物体发出特定类型的光，而在正常情况下，人眼是看不到这些光的。

那时的世界，脑机接口将为我们提供全新的体验，我们将拥有前所未有的丰富感受。

8.2.2 突破大脑的生物边界

人机融合更令人心动的未来，还在于脑机接口和人工智能的结合。

事实上，从人类诞生开始，人类的进化就在不断加速。从地球上出现最早的生命，到寒武纪生命大爆发，这个过程是以十亿年为单位的；从寒武纪生命大爆发到多细胞动植物出现，是以亿年为单位的；从鱼到哺乳动物，是以百万年为单位的；从哺乳动物到人类的祖先智人，是以十万年为单位的；从智人到现代人，是以万年为单位的。在从智人到现代人的过程中，随着技术的加速发展，人类还在利用技术来扩大对自然的掌控能力，从而能够支配更多的资源，让自己更加安全，让食物供给更加稳定，让所处环境更加优越，并进一步向前进化。

现在，脑机接口这样的生物改造工程让人类生命进化的速度变得更快。展望未来，当人类智能连接人工智能，人类将彻底突破个体智能的限制，改变每个人从小学到大学一点点学习的惯例，甚至以某种方式实现用大脑直接阅读电子文档，而非通过眼睛。而且，每个人的大脑都可能通过计算机与别人的大脑连接起来。借助人工智能，人类将智慧连接在一起，并主宰人工智能的发展。届时，人类大脑，或者说人的意念将控制万物，不管是自动驾驶汽车，还是智能家居，人类所有的活动都始于大脑，终于大脑。同时，人类将进化成新的物种，人类文明真正进入一个崭新的阶段。

尼科莱利斯曾经畅想过人机融合的终极未来——大脑与人工智能进行互动可能会成为一种冒险，而我们的大脑可以被重塑。它会逐渐习惯于抓握虚拟的物体、操作计算机、用意念沟通，尤其与我们最喜欢的"大脑网络"中的另外那些有趣的大脑进行自由沟通，这是社交网络的终极版本。

届时，我们再回过头来看，2014 年世界杯开幕式上那套令人叹为观止的"外骨骼"就像一个原始、粗糙、笨拙的儿童玩具。未来的"外骨骼"系统，或许会形似钢铁侠的"机械战甲"，它能让正常人拥有超人般的力量和感受。通过使用意念来控制机器人、生化人、克隆体，人类会出现在各种遥远的环境中。现在听起来无法想象的事情，未来会变得司空见惯。从海洋深处到超新星禁区，甚至到体内细胞的微小裂缝，人类的手最终将追上探索未知领域的野心。

人类的大脑将完成史诗般的解放之旅，从它在地球上栖息了几百万年的人体中解放出来，使用双向脑机接口来运作五花八门的工具。它们将在自然造化的微小世界中，成为人类新的眼睛、耳朵和双手。世界是由一团团原子或细胞组成的，人类的身体永远无法进入原子或细胞，但人类的思想却可以畅通无阻。

人类也许能够远程操控各种形状、各种大小的机器人和飞船，让它们代表自己去探索宇宙尽头的其他星球，并把奇异的地貌和风景储存在思维可及的地方。随着人类的不断进步，人类创造的工具将持续被大脑同化，进一步扩展。这一切将远远超出我们今天的想象。

8.2.3　开启人类未来之门

随着脑机接口的不断发展，未来，下载知识、移植记忆、意念互通，以及大脑联结，将不再是科幻电影中的想象，而将变成真实的生活体验。

我们不再需要数年时间来掌握一种技能或专业知识。你可以像下载一首歌或一部电影那样，从互联网上下载知识与技能。学习和教育变得十分便捷。无论是学习一门新的语言、掌握一种技艺，还是了解最新的科学发现，一切都可以在瞬间完成。知识不再受限于书本或课堂，只需一个思维指令，你就可以掌握新的技能或了解新的领域。

同时，我们将能够记录、上传并分享自己的记忆。我们不再会有遗忘的痛苦，不再会有珍贵的瞬间因时间的流逝而消失。我们可以保存最珍贵的回忆，与亲朋好友分享，甚至将它们传递给后代。这种能力将加深人们之间的联系。

更进一步，脑机接口的进步将使人际交流变得更加深入和有趣。意念互通不再是一个虚构的故事，它将成为现实。朋友、家人，甚至陌生人之间，可以通过思维来传达信息，消除语言和文化之间的障碍。这将让人们更容易建立深刻的情感联系。

关于"大脑网络"的设想也终将成真。人们可以通过互联的大脑接口，在思维层面相互交流和协作。这将推动人类社会进步，加速科学研究和技术创新，为解决全球性问题提供新的思路和方法。我们将进入一个互联思维的新时代，为人类文明的演进开辟崭新的道路。

如同人类基因组计划将改变科学和医学的景观，脑机接口不仅会赋予我们了解大脑的无与伦比的洞察力，还会产生新的工业领域，刺激经济活动，重塑人们的生活方式，从根本上引发政治、经济、社会和文化大变革。

当然，这也会引出一个最终的哲学命题：我是谁？当意识可以上传至计算机时，人类是否将实现数字永生？当肉身衰亡时，我们的灵魂能否永恒存在？当我们终有一天战胜死亡（人类所有欲望与恐惧的起点）时，我们是人，还是神？我们是完成了人类的终极进化，还是促使人类走向灭绝？

从应用的角度出发，或者从特殊场景的角度出发，脑机接口无疑显示出一种实用的希望和巨大的社会价值。同时，脑机接口也承载着一个关乎"人"的终极神话，而这个神话关乎技术需求的边界和技术逻辑的极限。

其终极奥义就在于，如何使用一种越来越具有"身性"（embodiment）的技术，在无须把机械装进肉身的前提之下，实现人与机器的连接和交互。这也涉及一个更深刻的问题：我们的身体和大脑到底想要有多大的控制范围？或者，我们已经为放弃控制自身做好了什么样的准备？

无论如何，现在，一个辉煌的、将重塑人类命运的、崭新的科学景观已经徐徐展开，我们正在进入一个全新的脑机接口时代。